Ruth Morocho

Factores de riesgo del síndrome del cuidador cansado del adulto mayor

Ruth Morocho

Factores de riesgo del síndrome del cuidador cansado del adulto mayor

síndrome del cuidador cansado del adulto mayor con enfermedades crónicas del centro de salud "Virgen del Milagro"

Editorial Académica Española

Imprint

Any brand names and product names mentioned in this book are subject to trademark, brand or patent protection and are trademarks or registered trademarks of their respective holders. The use of brand names, product names, common names, trade names, product descriptions etc. even without a particular marking in this work is in no way to be construed to mean that such names may be regarded as unrestricted in respect of trademark and brand protection legislation and could thus be used by anyone.

Cover image: www.ingimage.com

Publisher:
Editorial Académica Española
is a trademark of
Dodo Books Indian Ocean Ltd. and OmniScriptum S.R.L Publishing group
Str. Armeneasca 28/1, office 1, Chisinau-2012, Republic of Moldova, Europe
Printed at: see last page
ISBN: 978-3-659-65684-2

"FACTORES DE RIESGO DEL SÍNDROME CUIDADOR CANSADO DEL ADULTO MAYOR CON ENFERMEDADES CRÓNICAS DEL CENTRO DE SALUD "VIRGEN DEL MILAGRO" 2022"

RESUMEN

Introducción. - El "Síndrome del cuidador cansado", es una enfermedad que se encuentra presente por una sobrecarga de las actividades en personas que se dedican al cuidado de una persona o animal en un estado de riesgo. Esta condición se manifiesta dentro del aspecto físico, emocional del sujeto y puede repercutir de manera desfavorable su calidad de vida.

Objetivo. - La presente investigación tiene como objetivo Identificar Síndrome y factores del cuidador cansado del adulto mayor con enfermedades crónicas del centro de salud "Virgen del Milagro" 2022

Metodología. - Este estudio tiene enfoque cuantitativo, debido a que se trabajó con datos estadísticos; de tipo descriptivo, ya que se indicó de forma minuciosa los resultados y con un corte transversal la información recolectada se lo realizó en un periodo determinado de tiempo.

Resultados. - A partir de la implementación del cuestionario de Zarit, enfocado en conocer la sobrecarga de los cuidadores se pudo observar que existe una ausencia de sobrecarga en el 46% de los participantes, mientras que el 16% sufren de una sobrecarga ligera y un 38% tienen una sobrecarga intensa marcada en mayor porcentaje en mujeres que brinda cuidado que comprende de 30 a 50 años edad.

Conclusiones. - Los usuarios de mayor edad, es decir, entre los 81 a 90 años presentan la demanda de un cuidador debido a la fisiología propia del avance de la edad, y con mayor razón si tiene una enfermedad crónica de base. Por medio del estudio hemos evidenciado que el sexo femenino es el que brinda cuidado en mayor porcentaje que el sexo masculino y es equitativo a la sobre carga que conlleva el cuidado del hogar y de un usuario o familiar al que cuida al mismo tiempo.

Palabras claves: Cuidador cansado. Test Zarit. Adulto mayor. Riesgo. Sobrecarga.

Ruth Beatriz Morocho Robles

Nohemí Carmita Salazar Morocho

ABSTRACT:

Background. - "Tired caregiver syndrome" is a disease that occurs due to an overload of activities in people who care for a person or animal in a state of risk. This condition manifests itself within the physical and emotional aspect of the subject which can adversely affect their quality of life.

Objective. - to identify the syndrome and factors of the tired caregiver of the elderly with chronic diseases of the "Virgen del Milagro" health center 2022.

Methodology. - This study has a quantitative approach, statistical descriptive data was used, the results were shown in detail and with a cross section, since the information collected was carried out in a certain period of time.

Results. - the Zarit questionnaire was used focused on knowing the overload of caregivers, it was observed that there is an absence of overload in 46% of the participants, while 16% suffer from a slight overload and only 38% have a marked intense overload in a higher percentage in women who provide care between 30 and 50 years of age.

Conclusions. - Older users between 81 and 90 years of age need a caregiver due to the physiology of advancing age, and even more so if they have a chronic underlying disease.
The study shows that the female sex provides care in a higher percentage than the male sex and it is equal to the overload at home and a user or family member that need a caregiver.

Keywords: Tired caregiver. Zarit Test. Elderly. Risk. Overload.

ÍNDICE   pág.

Ruth Beatriz Morocho Robles

AGRADECIMIENTO

Primeramente, quiero agradecer a Dios por haberme iluminado en este largo trayecto, por haber sido mi fortaleza en los momentos más difíciles y haberme brindado las herramientas necesarias para llevar a cabo esta investigación.

Agradezco a la Universidad de Cuenca en la carrera de Enfermería por abrir sus puertas, así como también a los docentes de la carrera por haber compartido sus conocimientos y en especial a la Licenciada María Luisa Villa Córdova (PhD) directora de mi trabajo de titulación, que con su paciencia, rectitud, conocimiento, tiempo y esfuerzo brindado para la elaboración de esta investigación.

Para finalizar puedo asegurar que he obtenido la sabiduría, valores y principios necesarios para empezar una vida profesional.

Ruth Beatriz Morocho Robles.

Primeramente, agradezco a Dios por darme fortaleza y esperanza en los buenos y malos momentos, por ser mi brisa de arranque para una nueva meta y lograrla culminar.

Agradezco enormemente a la Universidad de Cuenca por brindarme una oportunidad de vida digna en la cual puedo brindar mi conocimiento, cuidado y empatía los mismos que me fueron inculcados por mis apreciados docentes, en especial a la Licenciada María Luisa Villa Córdova (PhD) directora de mi trabajo de titulación, que me brindo su conocimiento y guía continua.

Para finalizar agradezco a mi familia, ustedes siempre han sido mi motor que impulsan mis sueños y finalmente estar juntos en este logro.

Nohemí Carmita Salazar Morocho

DEDICATORIA

El presente trabajo de titulación en primer lugar lo dedico a Dios, quien supo guiarme, darme fuerzas y sabiduría para para no desmayar en el intento, quien me ayudó a seguir adelante a pesar de los obstáculos que se me presentaron, en segunda instancia agradezco a mis padres, por haberme inculcado valores de manera especial a mi madre por su apoyo incondicional, por aquellas palabras de ánimo y constante motivación que me llevaron a lograr cumplir este sueño, ya que fue mi motor para culminar este objetivo de vida, que me ha enseñado que los imposibles no existen que el ya no puedo murió; que el intentar y perseverar es el éxito.

Ruth Beatriz Morocho Robles

El presente trabajo de titulación se lo dedico a Dios, gracias a él he logrado culminar mi carrera, también se la dedico a mi madre, esposo e hija ya que son y serán siempre mi apoyo y más grande motivación, gracias por los consejos, compañía y perseverancia, por siempre tener palabras de aliento en los malos momentos y ser parte de mi celebración en los buenos momentos.

Gracias madrecita por depositar todo tu esfuerzo y confianza en mí, sin tu iniciativa y perseverancia no hubiese llegado tan lejos.

Nohemí Carmita Salazar Morocho

CAPÍTULO I

INTRODUCCIÓN

El adulto mayor es una de las poblaciones que mayor riesgo presentan, esto se debe principalmente a las deterioraciones físicas que se presentan propias de la edad, las cuales afectan no solo su estado biológico, sino también la parte emocional y social. Por lo que, es de gran relevancia brindar un cuidado para garantizar su bienestar. En busca de generar esta dinámica, el rol que cumple el cuidador es fundamental en el cuidado del adulto mayor. Sin embargo, esta condición se ve muchas veces afectada debido a que las actividades enfocadas en el cuidado sobrepasan sus capacidades, provocándole un agotamiento tanto físico como emocional. Esta condición es conocida como el "Síndrome del cuidador cansado"

La real academia española" RAE" entiende como cuidador aquella persona que se encarga de brindar cuidado a persona de diferente género, edad, etnia, etc. con o sin discapacidad que necesite cuidado y así poder generar una mejor calidad de vida a quien padece alguna enfermedad crónica; el papel del cuidador es ayudar a las personas que necesitan este servicio promoviendo a desarrollar sus actividades diarias de forma habitual y así garantizar su bienestar y adaptación a la sociedad.

Se ha elaborado herramientas para poder identificar la sobrecarga en el cuidador entre ellas tenemos el test de Zarit que se utiliza desde el año 1983 a nivel mundial, este es un instrumento que determina el nivel de sobrecarga que presenta las personas que brindan el cuidado a otras personas.

Se puede indicar que existe pocas investigaciones realizadas en los últimos años en el Ecuador que tienen cierta relación con el tema planteado como por ejemplo en la provincia de Manabí y en la ciudad de Chordeleg realizadas en el año 2019

PLANTEAMIENTO DEL PROBLEMA

¿Cuáles son los factores de riesgo del síndrome del cuidador de personas que asisten a adultos mayores con enfermedades crónicas registradas en el centro de salud Virgen del Milagro, Cuenca, 2022?

Uno de los problemas que se encuentran relacionados al cuidado de un paciente en un estado de riesgo que se denomina el "Síndrome del cuidador cansado", Alrededor del mundo hay más de mil millones de personas mayores de 65 años, que necesitan cuidado directo en su mayoría por un familiar, el cambio drástico en sus actividades y la demanda de cuidado las 24 horas, 7 días a la semana, produciendo complicaciones y deterioro físicos y emocionales. Ecuador comparado con otros países tenemos el incremento de esperanza de vida y por ello más personas mayores de 65 años que necesitan cuidado en Ecuador presenta desde el 2009 se realiza apoyo a la familia por parte del Estado garantizando la atención multidisciplinaria que son poco conocidos. El síndrome del cuidador cansado puede estar presente en varios profesionales de la salud, familiares y amigos de la persona a quien brindan estas atenciones, pero también se puede ver manifestado en otras poblaciones, como es el caso de personal administrativo, religioso o directivo (1).

La persona que presenta el "Síndrome del cuidador cansado", se ve afectado en su funcionalidad. Es decir, este puede presentar distintos malestares en el ámbito emocional, biológico o social. Dentro del ámbito emocional, la persona puede desarrollar diversos malestares entre los principales se tiene al estrés o la ansiedad, aunque también puede verse afectado con problemas conductuales como es la despersonalización o comportamientos hostiles (2).

El grupo do cuidadores informales ha ido aumentado de manera gradual en los últimos años, esto se debe a la tasa de crecimiento de las personas adultas mayores que necesitan del cuidado de un tercero ya que por diferentes motivos o complicaciones de sus enfermedades ya no son autosuficientes.

JUSTIFICACIÓN

Dentro del contexto biológico, la persona puede desarrollar problemas como la gastritis, hipertensión, problemas cardiacos, dolores musculo-esqueléticos, entre otros, y dentro del contexto social, el sujeto puede generar problemas como adicciones, impulsividad, entre otra. Al realizar y aplicar este estudio se va a lograr identificar los factores de riesgo del síndrome del cuidador que brindan atención a personas adultas mayores con alguna enfermedad crónica degenerativa y de esta manera los usuarios serán capaces de prever las complicaciones del síndrome logrando disminuir el impacto de la misma (3).

Se utilizará un instrumento conocido a nivel mundial y validado en diferentes regiones de Latinoamérica, como es el Test de Zarit que presenta una alta sensibilidad y especificidad para detectar la sobrecarga en cuidadores, su captación precoz podría ayudar a desarrollar programas preventivos que brinden ayuda al cuidador y el paciente; considerando que nuestros pacientes estarán bien, en la medida que sus cuidadores también lo estén.

Al lograr un diagnóstico eficiente se disminuirá los factores de riesgo de esta manera evitar que lleguen a complicaciones tanto físicas como emocionales.

Durante los últimos veinte años se ha realizado una importante producción investigativa acerca de los cuidadores, principalmente los de población geriátrica, por lo que este tema se ha constituido en una importante línea de estudio en la gerontología, así también se puede observar en los trabajos publicados en el continente europeo, especialmente en España, se aprecia que el síndrome del cuidador cansado demuestra un alto impacto en la sociedad, en la cultura por lo que es importante revisarlo y porque no investigarlo en nuestro país el Ecuador que por ser un país subdesarrollado demuestra una alta tasa de este síndrome según estudios realizados.

También contribuiremos no solo en el cuidado del adulto mayor sino también a preservar la salud del cuidador tomando como base a considerar el estrés, cansancio emocional desencadenando así en repercusiones físicas como lumbalgia, entre otras.

En la sociedad existen familias que afrontan el papel de cuidador, en este caso de personas adultos mayores crónicos, lo que ha originado que los individuos que realizan esta actividad se ven sumergidos en cambios continuos, y asumen una responsabilidad que constituyen en ofrecer cuidados básicos, permitiendo ser una de las fuentes de apoyo para la persona que posee esta enfermedad.

Por lo tanto, es imprescindible la salud de la familia y de los cuidadores como un elemento que activa los procesos a una nueva etapa de vida, en los que se antepone los conocimientos primordiales de la enfermedad, las actitudes hacia el paciente con enfermedades crónicas y las prácticas que pueden promover o favorecer el cumplimiento ocupacional en actividades de la vida diaria o la participación en escenarios sociales y comunitarios.

La realidad social de esta indisposición, es que el cuidador principal del adulto mayor prima cuando se suscita envejecimiento y dependencia, como en este caso y ante la exigencia de cuidados en salud. La salud de la persona con algún tipo de discapacidad sigue emergiendo a la parentela, por eso es de suma importancia considerar a este grupo como principal objeto de atención médica.

Esto aumenta de tal manera que requiere que la atención sanitaria asistencial se organice de una manera eficiente y eficaz para dar respuesta a estas carencias que son trascendentales a lo largo de la vida de los pacientes que han adquirido esta enfermedad crónica, siendo la aportación domiciliaria una pieza elemental para intervenir, con el objetivo de garantizar y facilitar el trabajo del cuidador.

CAPÍTULO II

2. FUNDAMENTO TEÓRICO

Para la construcción del Marco Teórico, se realiza un abordaje desde diversas perspectivas para comprender el rol que tiene el cuidador en el cuidado del adulto mayor los distintos procesos que se genera en la etapa del envejecimiento y las necesidades que se requiere para su cuidado.

2.1 Adulto mayor

El concepto de adulto mayor se puede abordar desde diversos puntos de vista, tanto como es la edad fisiológica como el envejecimiento. De esta manera existen organizaciones como la ONU, la cual clasifican como adulto mayor a las personas que su edad cronológica sobre pasa los 60 años, los cuales son llamados como "persona de la tercera edad". Sin embargo, este concepto y la edad puede variar según el país en donde se encuentre el sujeto. Dentro de esta clasificación se puede encontrar otras sub clasificaciones como es el caso de la edad avanzada que comprende a personas entre los 60 a los 74 años de edad, los ancianos que son personas que van desde los 74 a los 90 años de edad y los denominados longevos que sobrepasan los 90 años de edad (4).

La ciencia que estudia el cuidado del adulto mayor es denomina la "gerontología" quien fue definida por primera vez por Élie Metchnikoff (1903) citado por Cavalión 2019 (5). La cual se caracteriza por conocer y comprender los cambios que presenta el adulto mayor en el contexto físico, psicológico y social. Hay que recalcar, que estos cambios son generados principalmente por el deterioro provocado por el envejecimiento en las personas y que puede afectar de diversa forma a los sujetos. Es decir, los cambios pueden presentarse de diversa manera y con mayor o menor intensidad.

De esta manera, se puede ver que el adulto mayor presenta un deterioro en las habilidades cognitivas y de la percepción, en donde dichas destrezas se ralentizan en comparación con otras edades. Otro de los deterioros que se

---

pueden ver con mayor frecuencia es la capacidad para receptar y almacenar la información, dicha de otra forma, se puede ver que existe deterioros importantes en los procesos de memoria tanto a corto como a largo plazo. Por otra parte, dentro de la parte fisiológica, se puede ver la perdida de la fuerza física como también de la velocidad. En el aspecto social, el adulto mayor se ve afectado muchas veces por la falta de ocupación, la muerte de seres queridos y el no ser un miembro activo dentro de la sociedad, llevándolos a desarrollar afecciones como es el estrés o la ansiedad (6).

2.2 Cambios fisiológicos en el adulto mayor

Con el incremento de la edad, se pueden presentar diversos cambios en la persona como es la disminución de la fuerza y su capacidad aeróbica a esta condición se le denomina "sarcopenia", la cual se caracteriza por la disminución de la funcionalidad en la personas, pero también de su estatura y peso, la cual puede provocar una reducción constante del consumo calórico (7).

Por otra parte, se puede encontrar deterioros tanto a nivel cardio-respiratorio como en procesos de autorregulación térmica. Es decir, en varios casos la persona tendrá dificultad para regular los latidos cardiacos, la respiración y los cambios de temperatura. Esto se debe al deterioro de la termorregulación en el organismo (8).

A su vez, se puede ver diversos cambios fisiológicos en el sistema cardiovascular, en donde se incrementan los problemas de tipo cardiaco, esto se debe principalmente al aumento de tamaño del corazón lo que produce un deterioro de las células cardiacas y alteraciones en los latidos, lo que produce sobre esfuerzo por parte del órgano. También se puede ver que, la pared cardiaca aumenta su tamaño, reduciendo el espacio por donde debe de circular la sangre, lo que reduce la circulación. Factor que dificulta la irrigación en el organismo. Aunque la presencia de problemas emocionales puede generar otras afecciones como son arritmias, hipertensión o incluso infartos (9).

Mientras que, a nivel pulmonar, puede verse afectada en cuanto al volumen de aire y al número de respiraciones por minuto, si esta es igual o sobrepasa las 25 respiraciones puede ser un indicador de la presencia de una infección en el órgano, lo que puede representar muerte del tejido pulmonar, que a su vez, indica una reducción en generar inmunoglobulina, que afecta al sistema inmunológico dejando al organismo propenso a nuevas infecciones (10).

Los cambios también se presentan en otros sistemas como es el gastrointestinal en donde se puede ver alteraciones en a microbiota intestinal y la manifestación de otro tipo de comportamientos alimenticios. A nivel orofaríngeo, se puede ver una disminución de las piezas dentales, deterioro del tejido óseo maxilar y mandibular, reducción de la mucosidad y la pérdida de elasticidad, también se puede observar una disminución del flujo salival y de sus propiedades afectando la deglución y las propiedades del olfato y del gusto (11).

Autores como Galindo (12) manifiestan que se pueden generar también alteraciones a nivel del esófago, como es la reducción de la respuesta peristáltica y del esfínter, lo que puede provocar reflujo gastroesofágico, aumentando los problemas de ulceras pépticas generando malestares como es la disminución de la ingesta alimentaria.

Por su parte Alvarado (7) expresa que la vesícula biliar, también se ven afectados por el envejecimiento y que se reduce la secreción de ácidos necesarios para la descomposición de alimentos o la reducción del colesterol en el sistema sanguíneo, lo que puede provocar problemas como ateroesclerosis, por otra parte a nivel del páncreas se puede ver una alteración en la producción de insulina, lo que puede generar problemas como la diabetes.

Por otra parte, se puede ver que el sistema nervioso también se encuentra comprometido y se manifiesta con la pérdida de memoria, alteraciones del sistema cognitivo y alteraciones de habilidades espaciotemporales, pero también se puede ver una reducción en la generación de neurotransmisores como es la dopamina. Hay que recalcar que con la llegada de la vejez se pueden desarrollar enfermedades como el Parkinson y temblores (13).

Otros órganos también presentan degeneración como es la piel, en donde hay una alteración del sistema tegumentario, en donde se puede ver la perdida de elasticidad debido a la falta de colágeno, la disfuncionalidad de las glándulas sebáceas y su doríferas así como una deficiente cicatrización, esto factores de forma general afecta a la protección del organismo y puede generar otro tipo de problemas como el desarrollo de enfermedades como el cáncer o ulceras en la piel (14).

2.3 Enfermedades crónicas más comunes del adulto mayor:

En los países más desarrollados, las principales afecciones crónicas de los adultos mayores son las enfermedades osteomusculares, las deficiencias sensoriales y la incontinencia urinaria; asimismo, las afecciones más limitantes son la demencia y las enfermedades cerebrovasculares. En el caso de los países subdesarrollados, las enfermedades agudas y crónicas de los adultos mayores están exacerbadas por la pobreza persistente y la falta de servicios apropiados, y se presentan a más temprana edad.

Según algunos estudios, las enfermedades crónicas más comunes son la hipertensión arterial, la diabetes mellitus, el cáncer, la enfermedad pulmonar obstructiva crónica, la osteoartrosis, la artritis reumatoidea, las enfermedades cardiovasculares, como las cardiopatías isquémicas, la dislipidemia y las enfermedades cerebrovasculares.(43)

3. Cuidador

Se conceptúa al cuidador como el individuo encargado de brindar una atención o servicio según las necesidades requeridas por el paciente durante un tiempo determinado.

Tabla 1 Tipos de cuidador

Cuidador informal	No reciben remuneración por cuidar, tienen un gran grado de compromiso hacia la persona cuidada, brindan atención sin límite de horario y no poseen capacitación de ningún tipo.
Cuidador formal	Es la persona responsable o que labora en un centro geriátrico, tiene un horario establecido y tiene un menor compromiso emocional.
Cuidador primario	Realizan enteramente el cuidado del adulto mayor en su totalidad y pueden ser remunerados.
Cuidador secundario	Brindar su cuidado no es su tarea principal

Fuente: Elaboración propia

3.1 Consecuencias sobre el cuidador

- Trastornos en el patrón de sueño.
- Irritabilidad.
- Altos niveles de ansiedad.
- Reacción exagerada a las críticas.
- Dificultad en las relaciones interpersonales.
- Sentimientos de desesperanza la mayor parte del tiempo.
- Resentimiento hacia la persona que cuida.
- Pensamientos de suicidio o de abandono.
- Frecuentes dolores de cabeza o de espalda.
- Pérdida de energía, sensación de cansancio.
- Aislamiento.

4. Concepto de Síndrome del cuidador cansado

Es la serie de dificultades como sentimientos de carga, estrés y tristeza, y se les ha denominado síndrome de carga del cuidador (SCC).

El concepto de carga (tomado del inglés burden, que se ha traducido libremente como "estar quemado") originalmente fue descrito en 1974 por Freudenberguer e indica agotamiento mental y ansiedad frente al cuidado y también está relacionado con dificultades en la salud física, debido a una acumulación de estresores frente a los que el cuidador se encuentra desprovisto (28).

El síndrome del cuidador es considerado como la sobrecarga de trabajo que un individuo tiene al prestar atención a una persona que posee una enfermedad en este caso como lo es el adulto mayor crónico. La sociedad lo admite comúnmente como "un alargamiento de las actividades del hogar, por lo que concluye siendo una actividad infravalorada. En este contexto, la mayoría de los cuidadores no obtienen ayuda de otras personas. La rotación familiar o sustitución del cuidador principal por otros es poco habitual. Se estima que aproximadamente el 80% de los cuidadores dedica gran cantidad de tiempo en exclusiva al cuidado del paciente dependiente (29).

Sexo, convivencia y parentesco son las variables más imprescindibles para predecir qué persona del núcleo familiar va a ser la cuidadora principal. Otras causas que hay que considerar son: edad, tiempo de dedicación y existencia de otras cargas familiares.

La tarea de cuidar suele ser nueva, por ello muchas personas deben de abandonar su trabajo o actividad que realiza diariamente porque al no estar previamente planificada ni elegida, la persona no suele estar preparada para ello. El bienestar del cuidador está estrictamente relacionado con los siguientes aspectos: su propia salud, ayuda percibida por sus familiares (apoyo emocional y reconocimiento), la capacidad que tiene las instituciones para responder a las necesidades, un enfoque acerca de la enfermedad, la clase de relación que mantonían el cuidador, la persona cuidada y la familia, cómo se desenvuelve en la tarea de cuidar y la capacidad de enfrentarse a situaciones adversas (30).

Además de que el cuidador viva solo y no tenga familiares que le apoyen con el cuidado del paciente, la intensidad de la enfermedad crónica que posea también influye en su cuidado.

4.1 Síndrome del cuidador cansado

El síndrome del cuidador cansado o la fatiga por compasión, es una alteración que se puede presentar en un profesional de la salud, un familiar o alguna persona que está involucrado en el cuidado de una persona que se encuentra en situaciones de riesgo, en el adulto mayor o persona con enfermedades terminales, aunque esta condición también se puede presentar en personal administrativo. Esta condición se produce al cansancio emocional, generado por estar constantemente expuesto a personas que requieren un cuidado especial y que dicho cuidado sobrepasa las capacidades del cuidador y que al no ser tratada de manera preventiva puede desarrollar afecciones físicas como psicológicas afectando su desenvolvimiento a nivel social, familiar, laboral o afectivo.

El síndrome del cuidador cansado fue descrito por Joinson (1992), al darse cuenta la presencia de diversos problemas que presentaba el personal médico y de enfermería luego de intervenir en cuidado de pacientes en situaciones críticas. Otros estudios fueron realizados por Figley (15), el cual expresa que "Fatiga por compasión" nace como resultado de los lasos emocionales que tienen los cuidadores con los pacientes. Este vínculo emocional provoca gran empatía en el cuidador, lo cual provoca una preocupación excesiva modificando su comportamiento (16).

Hay que recalcar que, el síndrome del cuidador cansado, se presenta de manera espontánea tanto con el cuidador como con profesionales sanitarios y esto se debe a que la dinámica que se genera en el proceso de atención implica un grado de contacto emocional y de cuidado permanente para conocer la mejora y evolución del paciente. Esta condición de mejora o de deterioro de la salud puede afectar el estado de ánimo del cuidador e incluso hacerle sentir culpable si los resultados no son favorables.

De esta forma, al estar al cuidado de una persona en estado de riesgo, el cuidador se ve propenso a diversas situaciones de riego que pueden afectar de forma negativa a su condición física o mental. En este sentido, el cuidador al encontrarse constantemente en situaciones de riesgo es más propenso a desarrollar el síndrome del cuidador cansado (17).

4.2 Personas afectadas por el síndrome del cuidador cansado

Existen numerosas personas que se pueden ver afectadas por el síndrome del cuidador cansado, entre los más recurrentes se puede desatacar el personal sanitario, los cuales debido a la naturaleza de los trabajos se ven en constante ayuda hacia las personas en riesgo, entre las principales especializaciones se tiene a los médicos geriátricos, enfermeras, psicólogos, fisioterapeutas, nutricionistas, médicos oncólogos, entre otros (21).

Se puede encontrar a profesionales de primera línea de emergencia como es el caso de bomberos, paramédicos o policías. Existen también otros profesionales como asistentes sociales, personas que realizan voluntariado, personal religioso como curas, misioneros, entre otros (22).

El síndrome del cuidador cansado se genera en profesionales, familiares o amigos que se encuentren involucrados de manera directa con la persona en estado de riesgo. Sin embargo, esta condición se puede generar también de forma indirecta, es decir, con personas que debido a su trabajo tengan que tomar decisiones sobre la condición o recursos asignados a esta población, como es el caso de personal administrativo de centros de salud, cárceles, centros de rehabilitación o Institutos de seguridad social. Hay que recalcar que, si bien no se encuentran en contacto directo de esta población, estos profesionales conocen la realidad que vive el paciente y muchas veces las limitaciones de los recursos (23).

El síndrome del cuidador cansado, puede también desarrollarse en familiares de las personas que se encuentran en vulnerabilidad, como es el caso de personas que tiene que cuidar a un familiar que haya desarrollado una enfermedad física o mental, discapacidad, adicciones o que un adulto mayor no puede valerse por sí mismo (24).

5. Síntomas que presenta la fatiga por compasión

Existen diversos síntomas que se pueden manifestar en cuidadores, entre los más destacados se puede mencionar el constante estado de preocupación sobre el estado de salud del paciente (Procel, et al., 2018), la manifestación de dolores físicos, problemas de estrés o ansiedad (18), el desarrollo de hábitos no deseados como es el caso del consumo de substancias como el alcohol, el tabaco o la droga, alteraciones en la alimentación o la generación de mecanismos para reducir el estrés como es el uso excesivo de redes sociales, la participación en juegos de azar, las compras de forma impulsiva, entre otras (19).

Los síntomas que manifiesta una persona que sufre del síndrome del cuidador cansado se asemeja a aquellas personas que sufren de estrés post traumático y este malestar al no ser tratado de manera oportuna puede volverse crónica provocando otras afecciones parecidas a aquellas que sufren de burnout y desarrollar en ellos comportamientos como la despersonalización, la cual se caracteriza por un desinterés total de la persona que se encuentra atendida, los compañeros de trabajo, familiares y amigos, generando una actitud poco cordial y hasta hostil.

El sujeto que sufra del síndrome del cuidador cansado, al ver que el paciente no mejora, puede llegar a creer que el trabajo que realiza no es lo suficientemente bueno y sentirse incompetente, llevándole a desarrollar problemas de autoestima (20). Condición que afecta en la toma de decisiones tanto en el contexto laboral como en el contexto personal.

6. Tratamientos

La terapia cognitivo-conductual. Esta terapia se basa en restructuración del pensamiento en relación del trauma vivido por la persona (25), (26). Es decir, se ayuda al paciente a remplazar los pensamientos que generan los síntomas por unos menos estresantes los cuales estarán reforzados mediante el uso de técnicas las cuales permitirá a la persona afrontar los síntomas (27). Otras de las terapias de tipo cognitivo-conductual son: la terapia de exposición prolongada, la cual invita al paciente a aproximarse de manera paulatina al trauma que este ha estado evitando.

7. Consecuencias sobre la Salud

Entre las consecuencias sobre problemas de salud tenemos:

Los problemas físicos: a estos problemas se asocian los osteoarticulares, se destacan sobre todo los referidos al dolor crónico de características mecánicas, del aparato locomotor (están sometidos a un mayor esfuerzo físico en comparación con otras personas de su misma edad), otros problemas, como la cefalea de características tensionales, la astenia, la fatiga crónica, la alteración del ciclo sueño vigilia, el insomnio y otros, en general mal definidos, de evolución crónica y acelera el deterioro de su calidad de vida. Todo ello estaría inmerso al estrés global, con la consiguiente descarga de cortisol y disminuyendo la reacción del sistema inmune. El individuo de vuelve más vulnerable a enfermedades como ulceras pépticas y cardiovasculares. Un estudio demostró que el riesgo de mortalidad cardiovascular se incrementó en un 63% entre los cuidadores ancianos cónyuges que habían desarrollado un alto nivel de estrés (31).

Problemas psíquicos suelen ser los más imprescindibles, la prevalencia de trastornos psíquicos alcanza hasta un 50%, y a simple vista éstos son difíciles de verbalizar y se refieren como somatización eso con términos escuetos, del tipo de "desánimo" o "falta de fuerzas". Las principales alteraciones psíquicas que manifiesta el cuidador es la depresión, la ansiedad y el insomnio, como producto de su estrés emocional. De ellas, la más sobresaliente es la depresión, con una prevalencia del 32%, según un estudio realizado en el hospital General de México. Las consecuencias de los agentes psíquicos del cuidador influyen de gran manera en el perfil individual, familiar y, lo que es más importante, en los propios cuidados del paciente incapacitado, por lo que se puede establecer un obstáculo de convivencia cuidador-dependiente. Además, se suman problemas espirituales (Siente desesperanza y falta de fe, se aleja de la lectura, la reflexión y el fortalecimiento interior, se produce el debilitamiento interior que puede predisponerle a la baja autoestima y no tener sentido a la vida, el olvido de los espacios de prácticas espirituales y religiosas) (32).

El estrés y los impedimentos que ellos pasan y soportan los cuidadores pueden proyectarse de distintas maneras, las personas que padecen de estrés por lo general no lo ven como un padecimiento o una enfermedad al inicio del mismo. Los cuidadores aplican a menudo sus propias necesidades posterior a las necesidades del individuo al que cuidan, por lo que su propia salud empieza a deteriorarse y desencadenando la problemática de la institucionalización del individuo cuidado.

8. Factores de riesgo

También existen factores de riesgo entre estos tenemos la edad: a mayor edad aumenta la posibilidad de padecer el síndrome del cuidador quemado, es decir, el cuidador está obligado a brindar más esfuerzo físico, mental y emocional al usuario dependiente.

Tiempo dedicado al cuidado: a mayor tiempo el cuidador aumenta su carga física y psíquica esto hace que el cuidador vaya perdiendo su independencia, mientras el tiempo es mayor a cuidar a un usuario dependiente es absorbido su vitalidad paulatinamente.

Estado civil: presenta un mayor porcentaje en las personas solteras o divorciadas en brindar cuidado a los usuarios que necesitan y en menor porcentaje a los usuarios que poseen un matrimonio estable fuera del círculo familiar del usuario que está siendo cuidado.

Género: la mayoría de los cuidadores son mujeres (74,7% mujeres y 25,3% hombres según los resultados de nuestra investigación), que fueron asignadas por los miembros de la familia o por su voluntad que absorbe todo su tiempo y energía.

La estabilidad económica influye de tal manera ya que, al no contar con recursos económicos suficientes, tanto en el cuidador como en el usuario que necesita que lo cuide no pueden buscar un cuidador profesional, y se termina delegando al familiar como: hijos, esposo/a, hermanos, sobrinos que se encuentre en casa o desempleados por el momento.

El bajo nivel educativo: al verlo como algo normal en el hecho de que una mujer debe cuidar a un hijo, padre, madre o algún familiar lo ven como una labor fácil, pero no valoran los cuidados que necesita el cuidador para evitar el síndrome, por lo que la OMS brinda capacitaciones para el correcto manejo en el cuidado del adulto mayor, evitando así posibles complicaciones a largo plazo.

Los cuidadores presentan también una alta tasa de automedicación, fundamentalmente de psicofármacos y analgésicos, según un estudio realizado en el año de 2020 en los países Europeos esto representa un alto porcentaje en la población de los cuidadores; una contrariedad de índole socio-familiar nos encaminando con ello a la aparición de problemas familiares (cambios en las relaciones familiares, asumir nuevos roles), alteraciones laborales (absentismo, conflictividad laboral, dificultad para compaginar horarios), dificultades económicas (menores ingresos económicos y mayores gastos en la adaptación de la vivienda) según estudios realizados en Madrid, España en el año de 2018; pérdida de contactos sociales y disminución, o incluso abandono, de las actividades sociales y de ocio (tiempo dedicado a la familia, a los amigos). Gran parte de los cuidadores no trabajan ni puede plantearse buscar trabajo; otros se ven obligados a reducir su jornada laboral y, en casos más extremos, a abandonar su puesto de trabajo. Todo ello desencadena sentimientos de tristeza, conflicto, aislamiento y culpabilidad (33).

Otros problemas específicos que han sido relacionados con el estrés que influye la función de cuidador, están el aumento de la ansiedad, que puede definirse en forma de una preocupación excesiva, depresión, dificultades con el sueño, sentimientos de descontento, retraimiento respecto a los acontecimientos sociales, negación de la gravedad de la situación, deterioro de la salud del cuidador, Sin embargo, el análisis socioeconómico de las demencias es complejo debido a que su atención socio-sanitaria incluye un gran número de factores, que van desde el costo del tratamiento farmacológico hasta la carga económica y emocional que sufren los cuidadores.

Dentro de este contexto existen los costos indirectos, que incluyen todos los servicios relacionados con la atención al paciente y por los cuales no se paga una cantidad monetaria de forma explícita y/o no tienen representación en el mercado. En esta categoría se incluye la pérdida de ingresos por parte del cuidador, el valor del tiempo empleado por parte del cuidador no remunerado y todos aquellos servicios valorados como una pérdida de oportunidad.

Durante el curso de la enfermedad, la presencia de alteraciones de la conducta supone la principal causa de sobrecarga del cuidador. Diversos autores, especialmente desde el ámbito de las ciencias sociales, han estudiado esta problemática y han puesto de manifiesto la sobrecarga física y emocional que presentan los cuidadores familiares pudiendo manifestárselo que se denomina el síndrome del cuidador, con el riesgo de que este cuidador se convierta en un enfermo secundario (34).

El síndrome del cuidador al no ser diagnosticado ni tratado tiene consecuencias físicas graves como: problemas lumbares. Musculo esquelética, anemia, problemas pulmonares, entre otros.

También son acompañadas con problemas emocionales como: estrés, ira, culpabilidad, depresión entre otras; produciendo costos adicionales en la salud y economía familiar ya que los cuidadores con este problema en su mayoría tienden a auto medicarse.

Analizando de una manera específica se presenta de que existen muchos factores de riesgos por la que se encamina esta enfermedad, existen causas entre algunas esta: la insuficiente capacidad informativa, además de ciertas limitaciones comunicacionales específicas, toda una serie de determinantes superficiales como el nivel cultural e intelectual del paciente y cuidador, las barreras idiomáticas que se establecen entre el cuidador y el paciente, las condiciones de la consulta, los condicionantes de la relación médico paciente, el estatus emocional del cuidador en consecuencia con el estadio evolutivo de la enfermedad (31).

Las enfermedades crónicas en la edad avanzada de un individuo, impone el primer motivo de discapacidad en personas adultas mayores y es la causa que más atribuye a la dependencia, la sobrecarga económica y el estrés psicológico en las personas cuidadoras familiares. Las personas cuidadoras describen el inicio del cuidado como una etapa muy complicada y destacan que al inicio las exigencias del cuidado son mucho más numerosas y graves. Al comienzo tienen lugar los cambios más llamativos en su vida diaria y en la unidad familiar. Conforme va avanzando la enfermedad, los cambios a realizar (personales, familiares y en estrategias de cuidado) son más cambiantes, aunque constantes. En situaciones críticas, las personas cuidadoras modifican sus estrategias de afrontamiento con el fin de incorporar estabilidad personal y del vínculo familiar.

El síndrome del cuidador cansado se inclina sobre un arduo trabajo, tanto para la persona que la padece directamente, ya sean cercanos o lejanos, a quienes toque cuidar a dicha persona adulta mayor con alguna enfermedad crónica, trataremos de examinar qué ayuda requieren estas personas, qué tipos de clases éticas requieren para fundamentar dichos cuidados y qué grado de importancia moral han de tener tanto la familia como la propia sociedad en el cuidado de estos individuos. Ya que es una condición preocupante y crónica, caracterizada por un desperfecto de diversas funciones cerebrales, sin exclusión de sexo y situación socioeconómica, que se relaciona de síntomas cognitivos, psicológicos y cambios conductuales. Estos síntomas repercuten en la capacidad de las personas para llevar a cabo sus actividades habituales, pudiendo requerir apoyo de terceros e incluso comprometer su autonomía y participación familiar y social (35).

En el círculo virtuoso del cuidado de personas con edad avanzada confluyen cuatro actores: la familia, la persona adulta mayor, el Estado y la sociedad civil.

El aporte de la familia se manifiesta en el apoyo y la solidaridad intergeneracional. Las personas que coexisten con demencia deben ser consideradas en su biografía y en las opciones de cuidado que se les encomienda. La disposición del Estado debe trazarse en proveer un mínimo de condiciones de vida, encaminado en los derechos ciudadanos y la construcción de una humanidad más inclusiva. En fin, la sociedad civil se presenta como un aliado y una unión de las políticas públicas, pues produce acciones para la población más vulnerable y brinda servicios de calidad en territorios específicos y representa el escenario para la toma de conciencia sobre la condición (36).

CAPÍTULO III

3. OBJETIVOS

3.1 Objetivo general

- Identificar los factores de riesgo del síndrome cuidador cansado del adulto mayor con enfermedades crónicas del centro de salud "Virgen del Milagro" 2022

3.2 Objetivos específicos

- Describir las características de la población a investigar
- Determinar la frecuencia que presentan este síndrome en la población del centro de salud Virgen del Milagro 2022

4. METODOLOGÍA

4.1 Tipo de investigación y estudio

La presente investigación, tuvo un enfoque cuantitativo, debido a que se trabajó con datos estadísticos; de tipo descriptivo, ya que se indicó de forma minuciosa los resultados y con un corte transversal, la información recolectada se lo realizó en un periodo determinado de tiempo.

4.2 Área de estudio

Centro de salud Virgen del milagro, ubicado en la ciudad de Cuenca sector el Tejar

4.3 Universo y muestra

La población motivo de estudio, fueron los cuidadores de los adultos mayores con enfermedades crónicas, un total de 2228 adultos mayores, cifras obtenidas en la base de datos del Centro de Salud Virgen del Milagro; obteniendo una población de estudio de 328 cuidadores, el cálculo de la muestra se realizó en base a la prevalencia de la bibliografía internacional del síndrome del cuidador cansado que es el 30%

4.4 Criterios de inclusión y exclusión

Inclusión:

- Haber firmado el consentimiento informado
- Estar al cuidado de un adulto mayor que este registrado en la base de datos del centro de salud Virgen del Milagro.
- Ser mayor de edad

Exclusión:

- Poseer una discapacidad

- Sin disponibilidad de tiempo
- Cuidar de un usuario dependiente por menos de 8 horas

4.5 Variables

Factores de riesgo del síndrome del cuidador: la edad, a mayor edad mayor posibilidad de padecer sobrecarga, el tiempo diario dedicado al cuidado, el estado civil, la pobreza, el bajo nivel educativo, la retribución económica.

Cuidadores: Edad, sexo, estado civil, nivel de instrucción, remuneración, tiempo empleado en el cuidado del adulto mayor.

Pacientes adultos mayores crónicos: Edad, sexo, estado civil, residencia, estabilidad económica. (ver anexo 5 operalización de variables)

4.6 Instrumentos para la recolección de datos

Escala de Zarit

Es una herramienta muy utilizada para poder evaluar lo que es la carga del cuidador y lo empleamos en atención primaria la Escala de sobrecarga del cuidador de Zarit, acertada en nuestro medio y enormemente utilizada no sólo en estudios de dependencia, sino también en otros conjuntos de población a estudiar. Incluye de 22 preguntas con 5 posibles respuestas (nunca, rara vez, algunas veces, bastantes veces, casi siempre), que calificadas de 1 a 5, y con un rango de 22 a 110 en la valoración total, y que se manifiesta en los diferentes grados de sobrecarga en conjunto de la calificación obtenida: ausencia de sobrecarga (≤46), sobrecarga ligera (47-55) y sobrecarga intensa (≥56). El principal problema para su empleo es el tamaño y, por tanto, el tiempo que se emplea en su trabajo. El objetivo del presente trabajo es evaluar qué escala reducida de la Escala de Zarit demuestra mejores resultados para identificar la sobrecarga del cuidador del paciente dependiente en atención primaria.(44)

4.7 Tabulación y análisis

Para la implementación de la herramienta, se prosiguió con la autorización en el centro de salud Virgen del Milagro de la ciudad de Cuenca y a partir de ello se prosiguió con la socialización de la herramienta con los participantes, una vez contestado las preguntas, estas fueron ingresadas en el sistema SPSS, para la obtención de los resultados y la elaboración de las tablas cruzadas obteniendo los factores de riesgo del síndrome cuidador cansado del adulto mayor.

4.8 Aspectos éticos

Se procedió a solicitar el Consentimiento Informado para de esta manera poder proteger la información que nos brinda el usuario en estudio, realizando un detalle y descripción de las medidas a ser tomadas para garantizar los derechos de los individuos a riesgo mínimo, autonomía y confidencialidad. (Anexo 1)

Se indicó sobre el Balance riesgo beneficio, por lo que se informó, de esta manera se explicó que los datos obtenidos serán únicamente para el manejo exclusivo del personal de salud, y para el establecimiento.

Se solicitó la autorización pertinente a la Coordinación Zonal 6 de salud para la apertura a la información del centro de salud Virgen del Milagro. (Anexo 4)

CAPÍTULO V

5. RESULTADOS

En el presente capítulo se describen los resultados obtenidos en las encuestas dirigidas a 328 cuidadores pertenecientes al Centro de Salud Virgen del Milagro de la ciudad de Cuenca y se divide la información en "Datos sociodemográficos" (Anexo # 6 gráfico) "Resultado del cuestionario de Zarit" (Anexo # 6 gráfico) y "Tablas cruzadas".

5.1 Tablas cruzadas

Al correlacionar el cuestionario de Zarit con los datos sociodemográficos de la edad del cuidador, se puede observar que hay una carga mucho más elevada en los cuidadores que se encuentran en edades de 36 a 55 años y en cuidadores de 81 a 90 años. Mientras que en las edades de 51 a 64 años se puede ver que predomina la ausencia de sobrecarga. Como se puede ver en la tabla 2.

*Tabla 2 Tabla cruzada Edad del cuidador*Resultado cuestionario Zarit*

| | | Resultado cuestionario Zarit | | | |
		Ausencia de sobrecarga	Sobrecarga ligera	Sobrecarga intensa	Total
Edad del cuidador	De 18 A 35 años	30	10	16	56
	De 36 a 50 años	53	26	88	167
	De 51 a 64 años	54	11	14	79
	De 65 a 80 años	14	6	5	25
	De 81 a 90 años	0	0	1	1
Total		151	53	124	328

Autoras: Ruth Morocho; Nohemí Salazar

Mientras que en la relación del cuestionario de Zarit y el cuidado se pudo observar que la carga intensa se encuentra mucho más pronunciada en las personas cuidadas de 91 años o más en función del número de participantes contrariamente como se puede ver en los adultos mayores que se encuentran en los rangos de 65 a 80 años. Como se puede ver en la tabla 3.

*Tabla 3 Tabla cruzada Edad del cuidado*Resultado cuestionario Zarit*

| | | Resultado cuestionario Zarit | | | |
		Ausencia de sobrecarga	Sobrecarga ligera	Sobrecarga intensa	Total
Edad del cuidado	De 65 a 80 años	66	19	45	130
	De 81 a 90 años	70	25	63	158

	De 91 años o más	15	9	16	40
Total					
		151	53	124	328

En función del género del cuidador y el cuestionario de Zarit, se pudo apreciar que el género femenino tiene menor sobrecarga que el género masculino. Como se puede ver en la tabla 4.

*Tabla 4 Tabla cruzada Género del cuidador*Resultado cuestionario Zarit*

| | | Resultado cuestionario Zarit | | | |
		Ausencia de sobrecarga	Sobrecarga ligera	Sobrecarga intensa	Total
Género del cuidador	Femenino	127	33	78	238
	Masculino	24	20	46	90
Total		151	53	124	328

En función del género del cuidado y el cuestionario de Zarit, se apreció que el género femenino tiene mayor sobrecarga que el género masculino. Como se puede ver en la tabla 5.

*Tabla 5 Tabla cruzada Género del cuidado*Resultado cuestionario Zarit*

| | Resultado cuestionario Zarit | | | |
	Ausencia de sobrecarga	Sobrecarga ligera	Sobrecarga intensa	Total
Femenino	70	30	68	168
Género del cuidado Masculino	81	23	56	160
Total	151	53	124	328

Ruth Beatriz Morocho Robles

En la relación entre el estado civil del cuidador y el resultado del cuestionario de Zarit, se obtuvo que los solteros tienen menor sobrecarga que los demás estados civiles. Como se puede ver en la tabla 6.

*Tabla 6 Tabla cruzada Estado civil del cuidador*Resultado cuestionario Zarit*

		Resultado cuestionario Zarit			
		Ausencia de sobrecarga	Sobrecarga ligera	Sobrecarga intensa	Total
Estado civil del cuidador	Casado	100	41	106	247
	Soltero	39	8	9	56
	Divorciado	11	2	8	21
	Viudo	1	2	1	4
Total		151	53	124	328

Fuente: cuestionario de Zarit

Autoras: Ruth Morocho; Nohemí Salazar

En relación al estado civil del cuidador y el resultado del cuestionario de Zarit, se observó que hay mayor sobrecarga en los cuidados que se encuentran casados y menor sobrecarga en los viudos. Como se puede ver en la tabla 7.

*Tabla 7 Tabla cruzada Estado civil del cuidado*Resultado cuestionario Zarit*

		Resultado cuestionario Zarit			
		Ausencia de sobrecarga	Sobrecarga ligera	Sobrecarga intensa	Total
Estado civil del cuidado	Casado	48	30	92	170
	Soltero	5	1	2	8
	Divorciado	14	3	6	23
	Viudo	84	19	24	127
Total		151	53	124	328

Fuente: cuestionario de Zarit

Autoras: Ruth Morocho; Nohemí Salazar

En función del nivel de instrucción y la correlación con el cuestionario de Zarit, se pudo apreciar que existe una relación indirectamente proporcional entre la

Ruth Beatriz Morocho Robles

sobrecarga y el nivel de educación, en donde a mayor educación menor riesgo de sobrecarga. Como se puede ver en la tabla 8.

*Tabla 8 Tabla cruzada Nivel de instrucción*Resultado cuestionario Zarit*

		Resultado cuestionario Zarit			
		Ausencia de sobrecarga	Sobrecarga ligera	Sobrecarga intensa	Total
Nivel de instrucción	Primaria	16	22	90	128
	Secundaria	99	25	22	146
	Superior	35	3	1	39
	Ninguno	1	3	11	15
Total		151	53	124	328

Autoras: Ruth Morocho; Nohemí Salazar

En relación a la estabilidad económica del cuidado y el cuestionario de Zarit, se analizó que existe una relación indirectamente proporcional en donde a menor estabilidad económica se tiene mayor sobrecarga. Como se pude ver en la tabla 9.

*Tabla 9 Tabla cruzada Estabilidad económica del cuidado*Resultado cuestionario Zarit*

		Resultado cuestionario Zarit			
		Ausencia de sobrecarga	Sobrecarga ligera	Sobrecarga intensa	Total
Estabilidad económica del cuidado	Baja	0	9	42	51
	Regular	3	17	63	83
	Media	42	18	17	77
	Buena	104	9	2	115
	Excelente	2	0	0	2
Total		151	53	124	328

Fuente: cuestionario de Zarit

Autoras: Ruth Morocho; Nohemí Salazar

Relacionado al tiempo que se emplea en el cuidado y el resultado del cuestionario de Zarit, obtuvo que a menor tiempo de cuidado existe menor sobrecarga. Como se pude ver en la tabla 10.

*Tabla 10 Tabla cruzada Tiempo que emplea en el cuidado*Resultado cuestionario Zarit*

		Resultado cuestionario Zarit			
		Ausencia de sobrecarga	Sobrecarga ligera	Sobrecarga intensa	Total
Tiempo que emplea en el cuidado	Menos de ocho horas	39	4	1	44
	Más de ocho horas	112	49	123	284
Total		151	53	124	328

Fuente: cuestionario de Zarit

Autoras: Ruth Morocho; Nohemí Salazar

Por otra parte, si comparamos la retribución económica del cuidador con el resultado del cuestionario de Zarit, se percibió que la relación es indirectamente proporcional, es decir, a menor pago mayor presencia de sobrecarga en el sujeto.

*Tabla 11 Tabla cruzada Retribución económica del cuidador*Resultado cuestionario Zarit*

		Resultado cuestionario Zarit			
		Ausencia de sobrecarga	Sobrecarga ligera	Sobrecarga intensa	Total
Retribución económica del cuidador	Menos del sueldo básico	52	46	120	218
	Sueldo básico	99	7	4	110
Total		151	53	124	328

Fuente: cuestionario de Zarit

Autoras: Ruth Morocho; Nohemí Salazar

Relacionado a la residencia del cuidador y el resultado del cuestionario de Zarit, se determinó que existe mayor sobrecarga en los cuidadores que provienen de la zona rural que aquellos que provienen de la zona urbana. Como se puede ver en la tabla 12.

*Tabla 12 Tabla cruzada Residencia del cuidador*Resultado cuestionario Zarit*

		Resultado cuestionario Zarit			
		Ausencia de sobrecarga	Sobrecarga ligera	Sobrecarga intensa	Total
Residencia del cuidador	Rural	56	43	100	199
	Urbana	95	10	24	129
Total		151	53	124	328

Fuente: cuestionario de Zarit

Autoras: Ruth Morocho; Nohemí Salazar

En función de la residencia del cuidado y el resultado del cuestionario de Zarit, se puede observar que existe mayor sobrecarga en los cuidadores que provienen de la zona rural que aquellos que provienen de la zona urbana. Como se puede ver en la tabla 13.

*Tabla 13 Tabla cruzada Residencia del cuidado*Resultado cuestionario Zarit*

		Resultado cuestionario Zarit			
		Ausencia de sobrecarga	Sobrecarga ligera	Sobrecarga intensa	Total
Residencia del cuidado	Rural	62	45	119	226
	Urbana	89	8	5	102
Total		151	53	124	328

Fuente: cuestionario de Zarit

Autoras: Ruth Morocho; Nohemí Salazar

6. DISCUSIÓN

El síndrome del cuidador cansado, es una problemática que se encuentra presente dentro de la sociedad, esta se origina principalmente como resultado del agotamiento que tiene al cuidar una persona que se encuentre en estado de riesgo, en donde los mecanismos de defensa sobrepasan a la persona que cuida. Esta actividad se encuentra presente en varias profesiones que se vinculan con el cuidado sanitario como son los cuidados geriátricos.

El cuidar de un paciente con enfermedad crónica degenerativa la cual evoluciona de manera progresiva con el tiempo implica varios cambios en el cuidador, tanto en su vida cotidiana como en su adaptabilidad a sus nuevas responsabilidades.

Los cuidadores que intervinieron en el presente estudio fue de 328 cuidadores de pacientes con enfermedades crónicas que acuden al Centro de Salud de Virgen del Milagro, correspondió a la totalidad de la muestra

En relación de la residencia del cuidador/cuidado se pudo evidenciar que, dentro de la zona urbana existe el 39% de los cuidadores, el 31% de los cuidados, son de la zona rural se tiene al 61% de los cuidadores y al 69% de los cuidados, teniendo similitud con una investigación ejecutada en la ciudad de Chordeleg en el año 2019, en donde se marca como un factor determinante la residencia del grupo en estudio.

Hay que recalcar que los cuidados geriátricos, es un trabajo sumamente demandante ya que la persona a la cual se le realiza el cuidado tiende a desarrollar múltiples problemas tanto a nivel físico, como a nivel emocional o social, en donde la persona que realiza los cuidados muchas veces se convierte en apoyo para afrontar estos cambios. Autores como Mirial (37) indica que para que el síndrome del cuidador cansado se desarrolle debe de existir una condición de empatía extrema que sea la fuente de motivación en el cuidado.

Por otra parte, se ha podido ver en el presente estudio, que el síndrome del cuidador cansado, se presenta en mayor medida con personas que no se encuentran con la capacitación necesaria o que no poseen una remuneración adecuada a las actividades que se hacen, estos factores se presentan en muchas ocasiones debido a que los cuidados son realizados por familiares o amigos del cuidado. Es decir, en muchos casos las familias no tienen la posibilidad económica de contratar a un profesional que se haga responsable del cuidado por lo que esta actividad muchas veces es realizada por personas allegadas (38).

A su vez, en estudios como los expuestos por Aldrete (39),indica enfermedades que se relaciona con el desarrollo de cuidados de la salud en donde profesionales médicos encargados del área de urgencias o cuidados intensivos tienen la tendencia a desarrollar enfermedades vinculadas con el estrés como es el caso de afecciones gástricas, alteraciones en el sueño, alteraciones en la conducta, entre otros.

En el área de oncología al personal de salud también se relaciona con el síndrome del cuidador cansado por lo que existe constantes situaciones de vida confrontativas, tanto por el paciente como por sus familiares. En este contexto el personal médico tiene que lidiar de manera recurrente con situaciones de vida extremas, en donde varias de las veces el paciente es joven y no ha cumplido con el ciclo de vida deseado como manifiesta García (40), en donde nos expresa que cerca de un 80% del personal de enfermería y medico presentan el síndrome del cuidador cansado debido a la situación de salud de estos pacientes.

Se puede decir que los procesos de fin de vida ya sea por problemas de enfermedad o por envejecimiento son acontecimientos que tiene una carga emocional importante en el cuidado del paciente y este acompañamiento requiere muchas veces una adecuado cuidado y condiciones apropiadas. Sin embargo, estas condiciones en varias ocasiones pueden ser desfavorables generando un malestar tanto para el cuidado como para el cuidador, como manifiesta Castillo (41)

---

7. CONCLUSIONES

- El síndrome del cuidador cansado se presenta en individuos que velan por el cuidado de sujetos que se encuentran en condiciones de riesgo y que dichas condiciones afectan o repercuten en la salud del cuidador.
- Que el adulto mayor tiene un deterioro tanto físico, como mental y social debido a los procesos naturales de envejecimiento.
- Que el cuidador le brinda un apoyo para satisfacer necesidades que el adulto mayor no es capaz de realizar.
- Que el proceso de cuidado, al realizarse de manera empírica puede repercutir sobre el estado de ánimo, físico y social del cuidador.
- Que los cuidadores en varias ocasiones no cuentan con los recursos necesarios, ni que son retribuidos de manera adecuada para realizar esta actividad, por ello los que poseen menor estabilidad económica se ven muy afectados.
- Entre las variables de la relación cuidador-paciente estudiadas, las únicas que demostraron asociación, estadísticamente significativa, con la presencia del síndrome del cuidador fueron entre los datos sociodemográficos del cuidador que esta con un porcentaje elevado la edad que comprende de 36 a 50 años ya que es la edad que posee vitalidad estándar y a partir de esta edad a incremento va disminuyendo la tasa de usuarios que brindan cuidado ya que el incremento de edad disminuye la vitalidad del mismo.
- Los usuarios que comprendieron mayor edad entre los 81 a 90 años presentaron la demanda de un cuidador debido a la fisiología propia del avance de la edad, y con mayor razón si tiene una enfermedad crónica de base.
- De igual forma mientras el cuidador brinda más cuidado en tiempo y no posee instrucción previa de cuidado, más deterioro físico y emocional presenta y es demostrado en el estudio al aplicar la Escala de Zarit.

- Por medio del estudio hemos evidenciado que el sexo femenino es el que brinda cuidado en mayor porcentaje que el sexo masculino y es equitativo a la sobre carga que conlleva el cuidado del hogar y de un usuario o familiar al que cuida al mismo tiempo, además de que en el sexo femenino se encuentra la mayor sobrecarga que el sexo masculino con una representación del 51,21%

- En el presente estudio al evaluar el síndrome del cuidador cansado a partir de la implementación del cuestionario de Zarit, se pudo apreciar que existe una ausencia de sobrecarga en el 46% de los participantes, mientras que el 16% sufren de una sobrecarga ligera y un 38% tienen una sobrecarga intensa, comparando con un estudio similar realizado en el Ecuador realizado en el año 2019, en la ciudad de Riochico de la provincia de Manabí, se puede apreciar que el resultado es igual en la relación a la sobrecarga, y que la mayoría de cuidadores pertenecen al género femenino.

- Finalmente se concluye que el presente estudio, es muy útil para la planificación de programas dirigidos a promocionar educación comunitaria a los usuarios acompañantes de los integrantes que conforman los grupos del adulto mayor que acuden periódicamente al centro de salud, realizar la promoción y educación de forma grupal e individual en caso necesario, por lo que en el presente estudio se logró evidenciar que existe una sobrecarga intensa del 38%.

7. RECOMENDACIONES

- Se debe realizar un proceso adecuado de psicoeducación para el cuidado del adulto mayor.
- Se debe de contar con profesionales capacitados para el cuidado del adulto mayor.
- Se debe de realizar acompañamiento para programas de fin de vida para comprender las necesidades de los cuidados.

- Realizar un diagnóstico de necesidades, así como los recursos con los que se cuenta para hacerles frente

- Dar seguimiento y plantear otras investigaciones, en el cual se determine el impacto de un programa de intervención aplicado a los cuidadores.

- Ampliar la evaluación social de todo cuidador familiar con sobrecarga, para potenciar los mecanismos de afrontamiento, en beneficio a ellos.

- Realizar investigaciones dirigidas a la problemática de síndrome del cuidador cansado en los cuidadores, debido al aumento de la población de adultos mayores y a las enfermedades crónicas degenerativas que trae este grupo etario.

CAPITULO VIII

8. Bibliografía

1. Chacón JAM, Vargas BSB. Repercusión mental de los cuidadores expuestos al trato con pacientes geriátricos. Revista Académica CUNZAC. 2021; 4(1), 65-73.

2. Cedeño MLG, Llupart MRN, Navia JRM. Síndrome de sobrecarga del cuidador informal de adultos mayores: caso comunidad Playa PrietaManabí.. Margen: revista de trabajo social y ciencias sociales. 2019; (95), 10.

3. López CG, Gutiérrez JC, Vázquez DP. Intervención educativa interdisciplinar a grupos de cuidadores. Revista INFAD de Psicología. International Journal of Developmental and Educational Psychology. 2019; 3(2), 23-30.

4. Ayona AVR, Bloisse ST. Diagnóstico sobre la demanda de actividad física para la salud en el adulto mayor guayaquileño. Revista Cubana de Investigaciones Biomédicas. 2017;: p. 36(3), 1-12.

5. Cavaillon J, Legout S. Duclaux, Chamberland, Roux, Grancher y Metchnikoff: los cinco mosqueteros de Louis Pasteur. Microbios e infección . 2019;: p. 21 (5-6), 192-201.

6. Vélez EEE, Centeno MRF. El envejecimiento del adulto mayor y sus principales características. Revista Científica de la Investigación y el Conocimiento. 2019;: p. 3(1), 58-74.

7. Alvarado A,LL,&MK. La nutrición en el adulto mayor: una oportunidad para el cuidado de enfermería. Enfermería universitaria. 2017;: p. 14(3), 199206.

8. Reyes W, Melgarejo G. Trabajos originales Preferencia termal de machos adultos de Cryphiops caementarius previamente aclimatados a diferentes temperaturas. Revista peruana de biología. 2020;: p. 27 (3), 375-382.

9. García SH, Revuelta MEG. Elementos esenciales del ejercicio físico en la rehabilitación cardíaca.. Revista Cubana de Medicina Física y Rehabilitación. 2021;: p. 13(3).

Ruth Beatriz Morocho Robles

10. Rodríguez SLM, Rojas FM, Urhan AS. Conceptos fisiológicos implicados en la comprensión de las pruebas de función pulmonar.. Revista Médica de la Universidad de Costa Rica. 2019;: p. 13(2), 32-43.

11. Correa I. Desarrollo y cambios con la edad en el tubo digestivo, hígado y páncreas. Gastroenterol Latinoam [Internet]. 2019;: p. 30(1), 9-12.

12. Galindo CJA, Aguilar DMR. Disfagia en el adulto mayor. Universitas Medica. 2020;: p. 61(4).

13. Castillo CCB. Sistema nervioso autónomo desde la perspectiva inmunológica y del estrés. Revista Científica Pakamuros. 2020;: p. 8(4), 65-77.

14. Bordelois JA,L,M. Caracterización del adulto mayor con diagnóstico probable de cáncer de piel.. Revista Información Científica,. 2019;: p. 98(1), 7-16.

15. Figley CR, Stamm BH. Psychometric review of the compassion fatigue self test Lutherville: Sidran; 1996.

16. Cruz JE. Empatía, relación médico-paciente y medicina basada en evidencias. Medicina interna de México. 2017;: p. 33(3), 299-302.

17. Mesa-Gresa P, Ramos-Campos M. Cuidado de pacientes oncológicos: una revisión sobre el impacto de la situación de estrés crónico y su relación con la personalidad del cuidador y otras variables moduladoras. Psicooncología. 2014;: p. 14(1).

18. Gacto PM.Ftiga por compasion; Problemas de estrés o ansiedad. 2019 p. 45(5).

19. Lazarus RS. Estrés y emoción. Manejo e implicaciones en nuestra salud Bilbao: Desclée de Brouwer; 2000.

20. Santa-Cruz CC, Vera-Ovelar F. Niveles de autoestima en estudiantes de medicina de Santa Rosa del Aguaray. Medicina Clínica y Social. ;: p. 3(1), 5-8.

---

21. Pedraza IMC, Torres FC. Síndrome de Burnout y calidad de vida laboral en el personal asistencial de una institución de salud en Bogotá. Informes psicológicos. 2017;: p. 17(1), 87-105.

22. Camacho MJA, Correa JEL. Síndrome de burnout. Biodesarrollo y reversión de impactos en el sector de la salud del estado de Guanajuato. México. región y sociedad. 2020;: p. 32, e1308-e1308.

23. Tesillo SYF, Martínez AOR. Burnout en profesionales de la salud y personal administrativo en una unidad médica de primer nivel. Psicología y Salud. 2018;: p. 28(1), 63-72.

24. Montalvo AA, Peluffo YT. Cuidadores familiares principales de niños con cáncer y apoyo social recibido. Cartagena Universidad y Salud. 2021;: p. 23(1), 13-20.

25. Calvo P. catedra cuidados cognitivo conductual- psicologia clinica;2018. 76(7); 12-19.

26. Ramírez R, Vargas L. TERAPIA CONDUCTUAL DIALÉCTICA: DESCRIPCIÓN GENERAL DE UNA PROPUESTA CENTRADA EN LA ACEPTACIÓN INCONDICIONAL. Revista de Ciencias Sociales (Cr).
    2012;: p. 13.

27. Vásquez-Dextre E. Terapia Dialéctivo Conductual en el equilibrio del transtorno limite de la personalidad: el equilibrio entre la aceptación y el cambio. Rev-Neuropsiquiatri. 2016;: p. 79(6).

28. Freudenberger HJ(. Staff burnout. Journal of social Issues. 1974;: p. 30, 159165.

29. Aguilar-Chasipanta WG, Analuiza-Analuiza EF. Los beneficios de la actividad física en el adulto mayor. Revisión sistemática. Polo del Conocimiento. 2020;: p. 5(12), 680-706.

30. Albala C. El envejecimiento de la población chilena y los desafíos para la salud y el bienestar de las personas mayores. Revista Médica Clínica Las Condes. 2020;: p. 31(1), 7-12.

Ruth Beatriz Morocho Robles

31. Cortina M. Avances clínicos de teoría del vínculo de apego en los últimos 25 años. Aperturas psicoanalíticas: Revista de psicoanálisis. 2018;: p. 59(2), 12.

32. Flores LS, Ortega BZ. Conocimiento y exposición a riesgos laborales del personal de salud en el área quirúrgica. Revista Colombiana de Salud Ocupacional. 2017;: p. 7(1), 16-21.

33. Soria MAO, Neves CMD. Mirando al Cuidador: Personas Significativas de Quienes Sufren de Trastorno de Estrés Post-Traumático. Revista Internacional de Psicología. 2020;: p. 18(01), 1-44.

34. Marín-Tejeda M. Prevención de burnout y fatiga por compasión: evaluación de una intervención grupal. Journal of Behavior, Health & Social Issues. 2017;: p. 9(2), 117-123.

35. Muñoz MJZ, Valladares MP. Malestar emocional de pacientes y familiares en la Unidad de Cuidados Paliativos de un hospital general: un estudio piloto. Medicina Paliativa. 2018;: p. 25(3), 191-194.

36. García. Despertar la compasión: el cuidado ético de los enfermos graves. Despertar la compasión. 2017;: p. 1-192.

37. Marilaf M. Empatía, soledad, desgaste y satisfacción personal en Enfermeras de cuidados paliativos y atención domiciliaria de Chile. Enfermería Clínica. 2017;: p. 379-386.

38. Cabrera MC, González BF. Cuidado informal al adulto mayor encamado en un área de salud. Revista de Ciencias Médicas de Pinar del Río. 2019;: p. 23(2), 195-205.

39. Aldrete G. Estres y salud en personal de enfermerÃa de una unidad de tercer nivel de atención. Revista Cubana de Salud y Trabajo. 2020;: p. 18(1), 35-4.

40. García MD. Fatiga por compasión entre profesionales sanitarios de oncología y cuidados paliativos. Psicooncología. 2017;: p. 14(1), 53.

41. Castilloa LA, Arango-Gutiérrezc A, De Vriesd E. Fin de vida del paciente oncológico: percepciones de pacientes, familiares y médicos. Journal of Anesthesiology. 2022;: p. 50, e1024.

Ruth Beatriz Morocho Robles

Nohemí Carmita Salazar Morocho

42. Maslach C, Jackson SE, Leiter MP, Schaufeli WB, Schwab RL. Maslach burnout inventory. CA: Consulting psychologists press. 1986;: p. (21) 3463-3464.

43 Durán A, Valderrama L, Uribe AF, González A, Máximo Molina J. Enfermedad crónica en adultos mayores. Univ Médica. 5 de febrero de 2018;51(1):16-28.

44 Álvarez L, González AM, Muñoz P. El cuestionario de sobrecarga del cuidador de Zarit: Cómo administrarlo e interpretarlo. Gac Sanit. diciembre de 2008;22(6):618-9.

CAPÍTULO IX

9. ANEXOS

9.1 FORMULARIO DE CONSENTIMMIENTO

FORMULARIO DE CONSENTIMIENTO INFORMADO

Título de la investigación: *Factores de riesgo del síndrome cuidador cansado del adulto mayor con enfermedades crónicas del centro de salud "Virgen del Milagro" 2022".*

Datos del equipo de investigación:

	Nombres completes	# de cédula	Institución a la que pertenece
Investigador Principal	Ruth Beatriz Morocho Robles	0302769898	Carrera de Enfermería
Investigador Principal	Nohemí Carmita Salazar Morocho	0105321285	Carrera de Enfermería

¿De qué se trata este documento?
Usted está invitado(a) a participar en este estudio que se realizará en el Centro de Salud Virgen del Milagro. En este documento llamado "consentimiento informado" se explica las razones por las que se realiza el estudio, cuál será su participación y si acepta la invitación. También se explica los posibles riesgos, beneficios y sus derechos en caso de que usted decida participar. Después de revisar la información en este Consentimiento y aclarar todas sus dudas, tendrá el conocimiento para tomar una decisión sobre su participación o no en este estudio. No tenga prisa para decidir. Si es necesario, lleve a la casa y lea este documento con sus familiares u otras personas que son de su confianza.
Introducción
Al realizar y aplicar este estudio se va a lograr identificar los factores de riesgo del síndrome del cuidador que brindan atención a personas adultas mayores con alguna enfermedad crónica degenerativa y de esta manera los usuarios serán capaces de prever las complicaciones del síndrome logrando disminuir el impacto de la misma.
Objetivo del estudio

Identificar los Factores de riesgo del síndrome cuidador cansado del adulto mayor con enfermedades crónicas del centro de salud "Virgen del Milagro" 2022".

Descripción de los procedimientos

El estudio que aplicara será de tipo descriptivo en donde se recolectara información sobre la salud del cuidador, estado de ánimo, y el nivel de cansancio al cuidar al adulto mayor crónico.

El cuidador debe cumplir con los siguientes requisitos:
- Mayor de edad
- Cuidar a un adulto mayor que se encuentre registrado en el centro de salud antes mencionado
- El cuidador no deba tener ningún tipo de discapacidad.

Riesgos y beneficios

El presente estudio ayudara a mejorar el manejo y cuidado de un adulto mayor crónico y determinar el porcentaje presente en centro de salud Virgen del Milagro, planificando medidas o soluciones a este síndrome por parte del centro de salud.

Otras opciones si no participa en el estudio

Consentimiento informado (*Es responsabilidad del investigador verificar que los participantes tengan un nivel de comprensión lectora adecuado para entender este documento. En caso de que no lo tuvieren el documento debe ser leído y explicado frente a un testigo, que corroborará con su firma que lo que se dice de manera oral es lo mismo que dice el documento escrito*)

Ruth Beatriz Morocho Robles

Comprendo mi participación en este estudio. Me han explicado los riesgos y beneficios de participar en un lenguaje claro y sencillo. Todas mis preguntas fueron contestadas. Me permitieron contar con tiempo suficiente para tomar la decisión de participar y me entregaron una copia de este formulario de consentimiento informado. Acepto voluntariamente participar en esta investigación.

La participación de Ud. en la investigación es voluntaria y de ningún modo Ud. se va a ver obligada a participar en dicho estudio investigativo. Para esto se requiere del aporte de información verdadera acerca de Ud., no debe verse influenciado de ninguna manera por nadie ni nada. Esta información que Ud. me brindara es absolutamente confidencial, es decir no se utilizara información personal suya en informes posteriores, sino solo se usara los datos de la encuesta para este estudio.

Usted tiene derecho a:
1) Recibir la información del estudio de forma clara;
2) Tener la oportunidad de aclarar todas sus dudas;
3) Tener el tiempo que sea necesario para decidir si quiere o no participar del estudio;
4) Ser libre de negarse a participar en el estudio, y esto no traerá ningún problema para usted;
5) Ser libre para renunciar y retirarse del estudio en cualquier momento;
6) Recibir cuidados necesarios si hay algún daño resultante del estudio, de forma gratuita, siempre que sea necesario;
7) Derecho a reclamar una indemnización, en caso de que ocurra algún daño debidamente comprobado por causa del estudio;
8) Tener acceso a los resultados de las pruebas realizadas durante el estudio, si procede;
9) El respeto de su anonimato (confidencialidad);
10) Que se respete su intimidad (privacidad);
11) Recibir una copia de este documento, firmado y rubricado en cada página por usted y el investigador;
12) Tener libertad para no responder preguntas que le molesten;
13) Estar libre de retirar su consentimiento para utilizar o mantener el material biológico que se haya obtenido de usted, si procede;
14) Contar con la asistencia necesaria para que el problema de salud o afectación de los derechos que sean detectados durante el estudio, sean manejados según normas y protocolos de atención establecidas por las instituciones correspondientes;

15) Usted no recibirá ningún pago ni tendrá que pagar absolutamente nada por participar en este estudio.

Manejo del material biológico recolectado *(si aplica)*

No aplica

Información de contacto

Ruth Beatriz Morocho Robles

Nohemí Carmita Salazar Morocho

Si usted tiene alguna pregunta sobre el estudio por favor llame al siguiente teléfono 0961935888 que pertenece a *Ruth Morocho)* o envíe un correo electrónico a r*uth.morocho@ucuenca.edu.ec ; 0987054022 pertenece a Nohemi Salazar o envie un correo a carmita.salazar@ucuenca.edu.ec*

Derechos de los participantes *(debe leerse todos los derechos a los participantes)*

______________________________   ______________________   __________

Nombres completos del/a participante   Firma del/a participante   Fecha

______________________________   ______________________   __________

Nombres completos del testigo *(si aplica)*   Firma del testigo   Fecha

______________________________   ______________________   __________

Nombres completos del/a investigador/a   Firma del/a investigador/a   Fecha

Si usted tiene preguntas sobre este formulario puede contactar al Dr. José Ortiz Segarra, Presidente del Comité de Bioética de la Universidad de Cuenca, al siguiente correo electrónico: jose.ortiz@ucuenca.edu.ec

9.2 CUESTIONARIO DE DATOS SOCIODEMOGRÁFICOS

<table>
<tr><td>

1.   Edad en años:

cuidador ……………….cuidado…………………

2.   Sexo:

Cuidador: F   M   cuidado: F   M

3.   Estado civil:

Cuidador: soltero   casado   viudo   divorciado   otros

Cuidado: soltero   casado   viudo   divorciado   otros

4.   Nivel de instrucción

Cuidador: ninguno   primaria   secundaria   superior

5.   Estabilidad económica:

Cuidado: baja   regular   media   buena   excelente

6.   Tiempo empleado en el cuidado:

Cuidador: menos de ocho horas   más de ocho horas

7.   Retribución económica:

Cuidador: sueldo básico   menos del sueldo básico

</td></tr>
</table>

8.	Residencia		
Cuidador: urbana		rural	
Cuidado: urbana		rural	

9.3 CUESTIONARIO DE ZARIT

A continuación, se presenta una lista de afirmaciones, en las cuales se refleja cómo se sienten, a veces, las personas que cuidan a otra persona. Después de leer cada afirmación, debe indicar con qué frecuencia se siente USTED así: nunca, raramente, algunas veces, bastante a menudo y casi siempre. A la hora de responder piense que no existen respuestas acertadas o equivocadas, sino tan sólo su experiencia.

Los valores correspondientes a las opciones de respuesta son: 1=Nunca 2=Rara vez 3=Algunas veces 4=Bastante a menudo 5=Casi siempre

	Nunca	Raras veces	Algunas Veces	Bastantes veces	Siempre
1. ¿Piensa que su familiar le pide más ayuda de la que realmente necesita?					
2. ¿Piensa que debido al tiempo que dedica a su familiar no tiene suficiente tiempo para Vd.?					
3. ¿Se siente agobiado por intentar compatibilizar el cuidado de su familiar con otras responsabilidades (trabajo, familia)?					
4. ¿Siente vergüenza por la conducta de su familiar?					

5. ¿Se siente enfadado cuando está cerca de su familiar?					
6. ¿Piensa que el cuidar de su familiar afecta negativamente la relación que usted tiene con otros miembros de su familia?					
7. ¿Tiene miedo por el futuro de su familiar?					
8. ¿Piensa que su familiar depende de Vd.?					
9. ¿Se siente tenso cuando está cerca de su familiar?					
10. ¿Piensa que su salud ha empeorado debido a tener que cuidar de su familiar?					
11. ¿Piensa que no tiene tanta intimidad como le gustaría debido a tener que cuidar de su familiar?					
12. ¿Piensa que su vida social se ha visto afectada negativamente por tener que cuidar a su familiar?					
13. ¿Se siente incómodo por distanciarse de sus amistades debido a tener que cuidar de su familiar?					
14. ¿Piensa que su familiar le considera a usted la única persona que le puede cuidar?					
15. ¿Piensa que no tiene suficientes ingresos económicos para los gastos de					
16. cuidar a su familiar, además de sus otros gastos? 17. ¿Piensa que no será capaz de cuidar a su familiar mucho más tiempo?					
18. ¿Siente que ha perdido el control de su vida desde que comenzó la enfermedad de su familiar?					

19. ¿Desearía poder dejar el cuidado de su familiar a otra persona?					
20. ¿Se siente indeciso sobre qué hacer con su familiar?					
21. ¿Piensa que podría cuidar mejor de su familiar?					
22. ¿ Se siente sobrecargado por tener que cuidar de su familiar?					

9.4 APROBACIÓN DE LA ZONAL DE SALUD 6

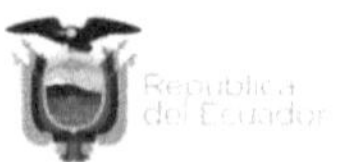

Ministerio de Salud Pública
COORDINACION ZONAL 6

Oficio Nro. MSP-CZONAL6-2021-2234-O

Cuenca, 18 de agosto de 2021

Asunto: Respuesta documento para analizar solicitud con memorando Nro. MSP-CZ6-DZAF-SG-2021-3236-E. PERMISO PARA PROYECTO DE INVESTIGACIÓN

Magister
Maria Luisa Villa Cordova
Coordinadora del Internado de Enfermeria
UNIVERSIDAD DE CUENCA
En su Despacho

De mi consideración:

Reciba un cordial saludo, en atención a trámite Nro. MSP-CZ6-DZAF-SG-2021-3236-E, legalizado por la Mgs. María Luisa Villa Córdova, Coordinadora del Internado de Enfermería, quien solicita la autorización de recolección de datos para la elaboración del proyecto de investigación en el Subcentro de Salud de Virgen del Milagro, la Coordinación Zonal de Salud a través de la Unidad Zonal de Provisión de los Servicios de Salud, manifiesta:

(...), *basado en el marco legal se recomienda AUTORIZAR la presente solicitud, recalcando que la información generada será de manejo exclusivo del personal de salud y reposará en los establecimientos del Ministerio de Salud Pública, toda vez que no puede romper bajo ningún concepto la confidencialidad del usuario garantizando la custodia mediante las actas correspondientes.*

Con el presente antecedente el suscrito en ejercicio de las competencias atribuidas a su cargo resuelve: autorizar a la Mgs. María Luisa Villa Córdova y su equipo investigador proceder a la recolección de la información requerida para el desarrollo de la investigación "Factores de riesgo del síndrome del cuidador de personas que asisten a adultos mayores con enfermedades crónicas registrados en el Centro de Salud, Virgen del Milagro 2020"; actividad que debe realizarse en coordinación con la Unidad Zonal de Provisión de los Servicios de la Salud, en estricto apego a la Normativa Legal Vigente así como a los lineamientos emitidos por la presente cartera de Estado.

Agradeciéndole por la atención prestada, me suscribo de Usted con sentimientos de distinguida consideración y estima.

Atentamente,

Ruth Beatriz Morocho Robles

Nohemí Carmita Salazar Morocho

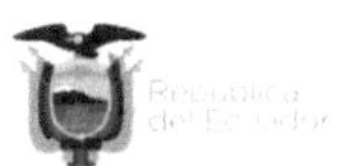

Oficio Nro. MSP-CZONAL6-2021-2234-O

Cuenca, 18 de agosto de 2021

Dr. Fausto Ruben Idrovo Abril
COORDINADOR ZONAL 6 - SALUD

Referencias:
- MSP-CZ6-DZPCSS-2021-0700-M

Anexos:
- tramite_3236-e.pdf

Copia:
Señora Doctora
Paola Vera Leon
Especialista Zonal de Seguimiento a la Aplicación de Políticas de Salud, Modelos y Normas 1

Señor Médico
Diego Oswaldo Alvarado Jimenez
Responsable Zonal de Provision de Servicios de Salud, Subrogante

pv/gr

Ruth Beatriz Morocho Robles

Nohemí Carmita Salazar Morocho

61

9.5 OPERACIONALIZACION DE VARIABLES

Variable	Definición	Indicador	Escala
Edad	es un concepto lineal y que implica cambios continuos en las personas, pero a la vez supone formas de acceder o perdida de derecho a recursos, así como la aparición de enfermedades o discapacidades.	Años cumplidos	Numérico
Sexo	se refiere a un conjunto de atributos biológicos en humanos y animales que están asociados con características físicas y fisiológicas que incluyen cromosomas, expresión génica, función hormonal y anatomía reproductiva/sexual.	Femenino Masculino	Nominal
Estado civil	es la situación estable o permanente en la que se encuentra una persona física en relación con sus circunstancias personales y con la legislación, y que va a determinar la capacidad de obrar y los efectos jurídicos que posee cada individuo.	Soltero Casado Divorciado Viudo Otro	Nominal

Nivel de Instrucción	Período medido en años escolares que una persona ha permanecido en el sistema educativo formal.	Ninguno Básica Secundaria Superior	Ordinal
Tiempo dedicado al cuidado	es el conjunto de actividades y el mantenimiento cotidiano de la vida y de la salud, en un periodo de tiempo determinado.	Más de ocho horas Menos de ocho horas	Intervalo
Retribución económica	salario o sueldo que se paga al trabajador en dinero o en especie por el empresario privado o público.	Sueldo básico No cumple con el sueldo básico	Numérico
Estabilidad económica	estado de una persona que tiene o carece de una cantidad de dinero o bienes materiales normal o socialmente aceptable.	Mala Regular Buena Excelente	Nominal
Residencia	Lugar o espacio en donde una persona reside.	Urbana Rural	Nominal

9.6 GRÁFICOS

Datos sociodemográficos

Dentro de los resultados correspondientes a los datos sociodemográficos se pudo observar la pregunta relacionada a la edad del cuidador, en donde podemos ver que 167 de los participantes se encuentran en edades de 36 a los 50 años, con una representación del 50,91%; seguido de 79 participantes que se encuentran entre las edades de 51 a 64 años con una representación de 24,08%; también se observó que 56 de los participantes se encuentran entre en edades de 18 a 35 años con una representación del 17,07%, se tiene también a 25 participantes con edades de 65 a 80 años con una representación del 7,62% y finalmente se tiene a un participante con una edad entre 81 a 90 años con una representación del 0,3%. Como se puede ver en el gráfico 1.

Gráfico 1 Edad del cuidador

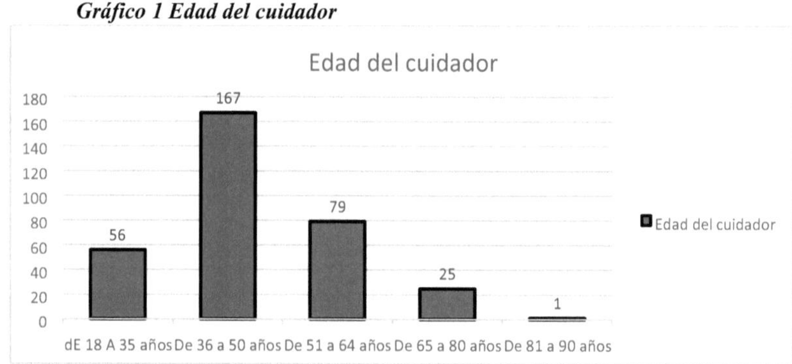

Fuente: cuestionario datos Sociodemográficos
Autoras: Ruth Morocho; Nohemí Salazar

En la pregunta relacionada a la edad del cuidado, se obtuvo resultados que 158 de las personas cuidadas se encuentran en edades de 81 a 90 años, con una representación del 48,17%; seguido de 130 personas cuidadas con edades entre 65 a 80 años, con una representación de 39,63%; y finalmente se tuvo a 40 personas cuidadas con edades de 91 años o más con una representación de 12,19%. Como se puede ver en la Gráfico 2.

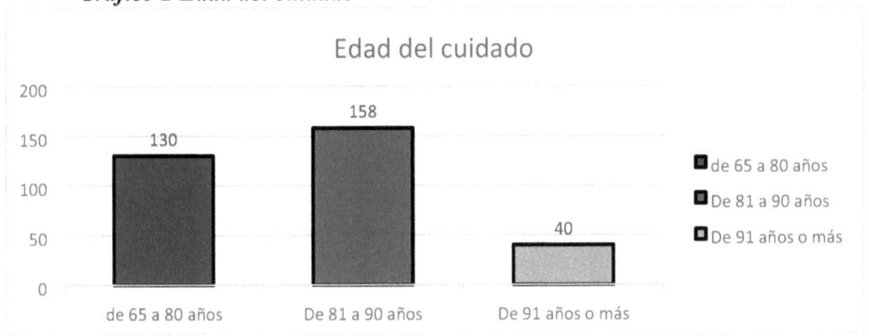

Fuente: cuestionario datos Sociodemográficos
Autoras: Ruth Morocho; Nohemí Salazar

En la pregunta relacionada al género del cuidador, se analizó que 238 de los participantes pertenecen al género femenino con una representación del 72,56% y 90 de los participantes pertenecen al género masculino con una representación de 27,43%. Como se puede ver en la Gráfico 3.

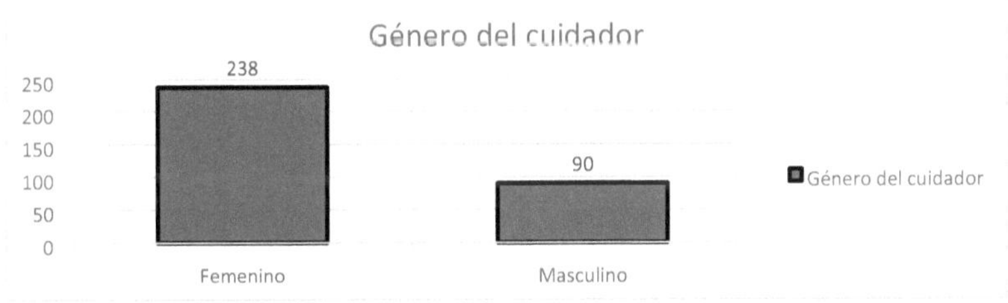

Fuente: cuestionario datos Sociodemográficos
Autoras: Ruth Morocho; Nohemí Salazar

Mientras que, en la pregunta relacionada al género del cuidado, se obtuvo 168 de los participantes pertenecen al género femenino con una representación del

Ruth Beatriz Morocho Robles

Nohemí Carmita Salazar Morocho

51,21% y 160 de los participantes pertenecen al género masculino con una representación de 48,78%. Como se puede ver en la Gráfico 4.

Gráfico 4 Género del cuidado

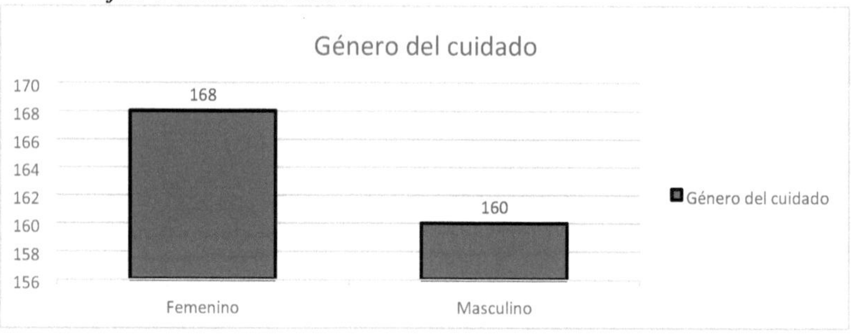

Fuente: cuestionario datos Sociodemográficos
Autoras: Ruth Morocho; Nohemí Salazar

En función del estado civil del cuidador, se pudo encontrar que 247 de los participantes se encuentran casados con una representación del 75,30%; seguido de 56 participantes que se encuentran solteros con una representación de 17,07%; 21 participantes son divorciados con una representación del 6,40% y 4 participantes son viudos con una representación del 1,21%. Como se puede ver en la Gráfico 5.

Gráfico 5 Estado civil del cuidador

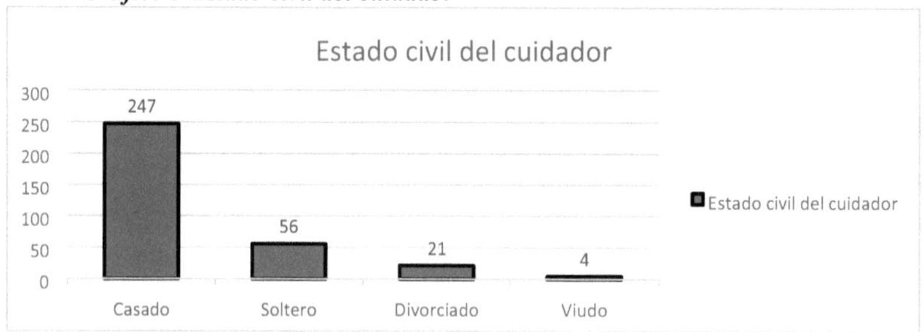

Fuente: cuestionario datos Sociodemográficos
Autoras: Ruth Morocho; Nohemí Salazar

Ruth Beatriz Morocho Robles

Nohemí Carmita Salazar Morocho

Mientras que el estado civil del cuidado, se tuvo a 170 casados con una representación del 51,82%%; seguido de 127 viudos con una representación de 38,71%; 23 participantes son divorciados con una representación del 7,01% y 8 participantes son solteros con una representación del 2,43%. Como se puede ver en la Gráfico 6.

Gráfico 6 Estado civil del cuidado

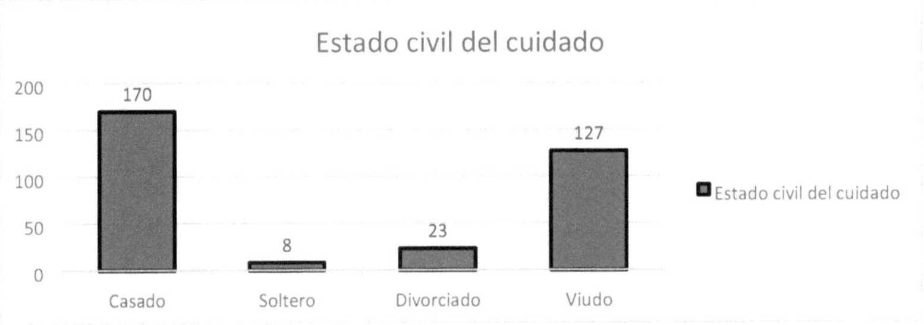

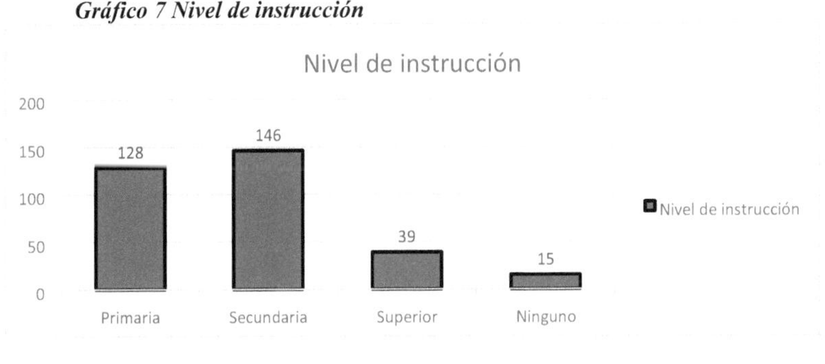

Fuente: cuestionario datos Sociodemográficos
Autoras: Ruth Morocho; Nohemí Salazar

En relación al nivel de instrucción cuidador, se obtuvo a 146 participantes han cursado la secundaria siendo el 44,51%; seguido de 128 participantes que han cursado la primaria representados con el 39,02%; 39 participantes han cursado un nivel superior representados con el 11,89% y 15 participantes no han tenido ninguna educación con un porcentaje de 4,57%. Como se puede ver en la figura 6.

Gráfico 7 Nivel de instrucción

Ruth Beatriz Morocho Robles

Nohemí Carmita Salazar Morocho

Fuente: cuestionario datos Sociodemográficos

Autoras: Ruth Morocho; Nohemí Salazar

Al revisar la pregunta relacionada a la estabilidad económica del cuidado, se pudo apreciar a 115 participantes tienen una estabilidad económica buena, 83 de los participantes consideran tener una estabilidad económica regular, 77 de los participantes tiene una estabilidad económica media, 51 de los participantes consideran tener una estabilidad económica baja y 2 participantes consideran tener una estabilidad económica excelente. Como se puede ver en la Gráfico 8.

Gráfico 8 *Estabilidad económica del cuidado*

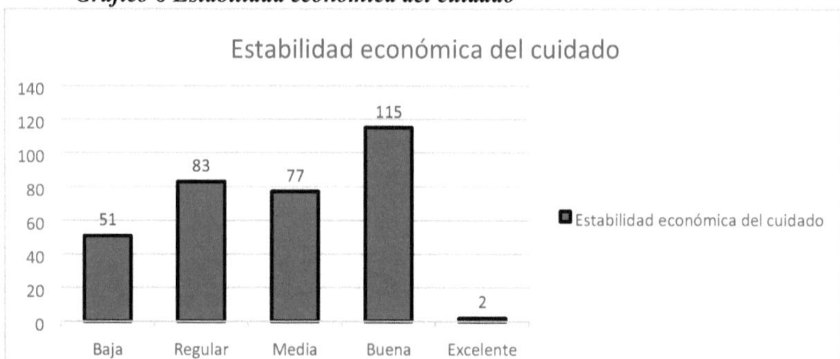

Fuente: cuestionario datos Sociodemográficos

Autoras: Ruth Morocho; Nohemí Salazar

En relación al tiempo que se emplea en el cuidado, se percibió a 284 participantes dedican más de ocho horas en el cuidado y 44 participantes dedican menos de ocho horas. Como se puede ver en la Gráfico 9.

Gráfico 9 *Tiempo que emplea en el cuidado*

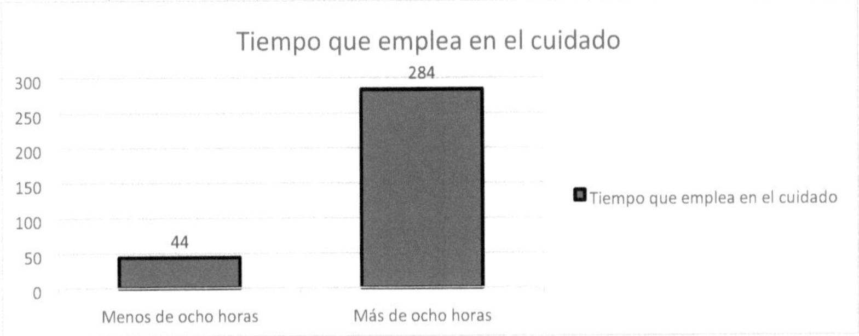

Fuente: cuestionario datos Sociodemográficos

Autoras: Ruth Morocho; Nohemí Salazar

En relación a la retribución económica se puede observar que 218 de los participantes reciben menos del sueldo básico y 110 tiene una retribución del sueldo básico. Como se puede ver en la Gráfico 10.

Gráfico 10 *Retribución económica del cuidador*

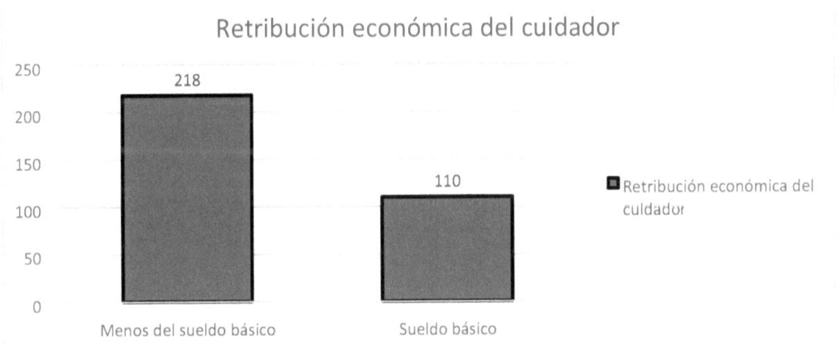

Fuente: cuestionario datos Sociodemográficos

Autoras: Ruth Morocho; Nohemí Salazar

Finalmonto, on relación de la residencia del cuidador/cuidado se pudo observar que, dentro de la zona urbana se tiene al 39% de los cuidadores y el 31% de los cuidados, mientras que en la zona rural se tiene al 61% de los cuidadores y al 69% de los cuidados.

Ruth Beatriz Morocho Robles

Nohemí Carmita Salazar Morocho

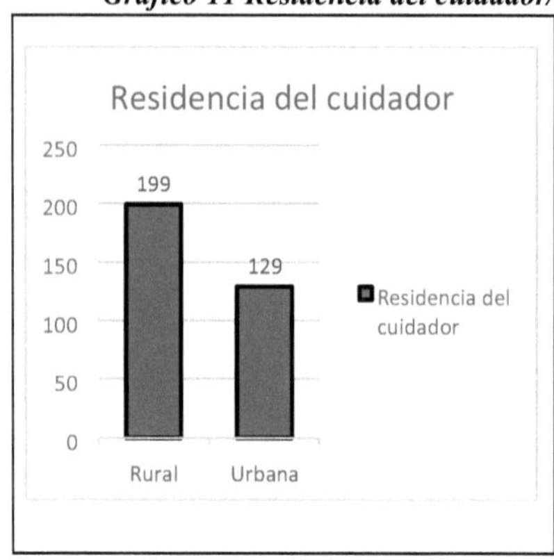
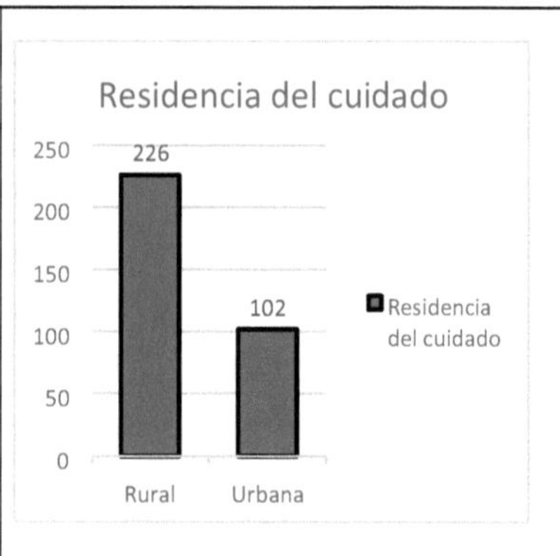

Gráfico 11 Residencia del cuidador/cuidado

Fuente: cuestionario datos Sociodemográficos

Autoras: Ruth Morocho; Nohemí Salazar

Resultado cuestionario Zarit

A partir de la implementación del cuestionario de Zarit, enfocado en conocer la sobrecarga de los cuidadores se pudo observar que existe una ausencia de sobrecarga en el 46% de los participantes, mientras que el 16% sufren de una sobrecarga ligera y un 38% tienen una sobrecarga intensa. Como se puede ver en la Gráfico 12.

Gráfico 12 Resultado cuestionario Zarit

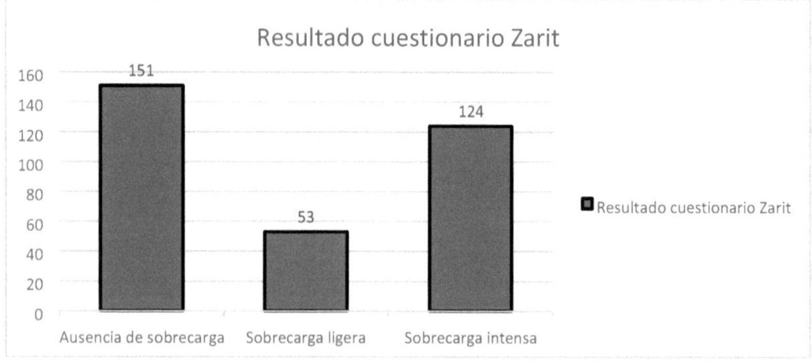

Fuente: cuestionario de Zarit

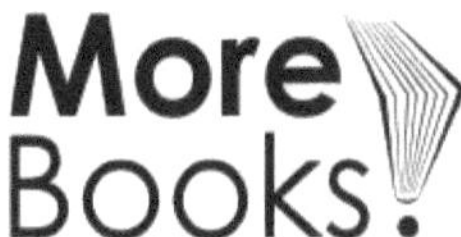

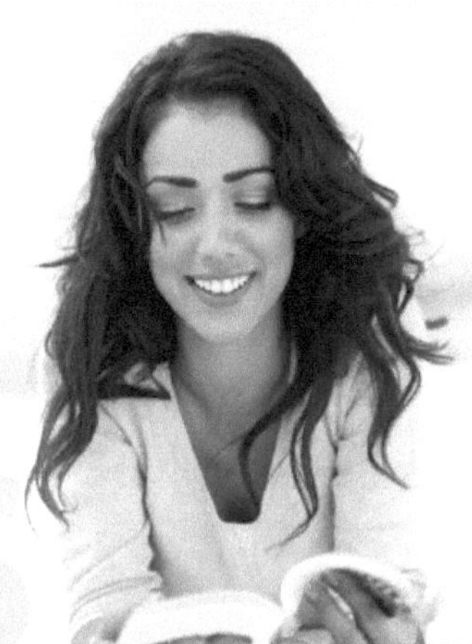

I want morebooks!

Buy your books fast and straightforward online - at one of world's fastest growing online book stores! Environmentally sound due to Print-on-Demand technologies.

Buy your books online at
www.morebooks.shop

¡Compre sus libros rápido y directo en internet, en una de las librerías en línea con mayor crecimiento en el mundo! Producción que protege el medio ambiente a través de las tecnologías de impresión bajo demanda.

Compre sus libros online en
www.morebooks.shop

KS OmniScriptum Publishing
Brivibas gatve 197
LV-1039 Riga, Latvia
Telefax: +371 686 204 55

info@omniscriptum.com
www.omniscriptum.com

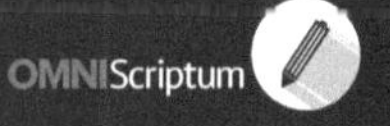

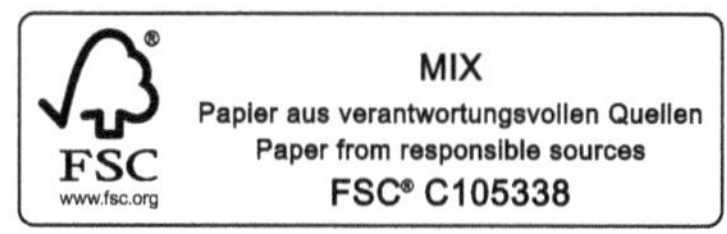

Printed by Books on Demand GmbH, Norderstedt / Germany